Méditez

et

Dormez Mieux

Améliorez votre sommeil, réduisez votre stress et stimulez votre énergie grâce à ce guide simple pour une vie plus saine, plus concentrée et plus productive.

Henrietta Martinez

Copyright Page

Ce livre est un ouvrage de non-fiction. Bien que tous les efforts aient été faits pour assurer l'exactitude, l'auteur et l'éditeur n'assument aucune responsabilité pour les erreurs ou les omissions, ou pour l'utilisation ou l'interprétation des informations contenues dans le présent document.

Avis de non-responsabilitéCe livre est destiné à des fins informatives et éducatives uniquement. Il ne remplace pas un avis médical professionnel, un diagnostic ou un traitement. Consultez toujours votre médecin ou un professionnel de la santé qualifié avant de commencer toute nouvelle pratique de sommeil, de méditation ou de bien-être. L'auteur et l'éditeur ne sont pas responsables des effets indésirables ou des conséquences résultant de l'utilisation des informations fournies dans ce livre.

Les résultats individuels peuvent varier. Les techniques et les suggestions présentées sont basées sur des recherches, des expériences personnelles et des preuves anecdotiques. Le lecteur est encouragé à évaluer et à adapter les conseils en fonction de ses besoins et de sa situation uniques.

Translator: Paulette Deschamps

Emily J., directrice marketing

"Ce livre a changé la donne ! J'ai toujours su que le sommeil était important, mais je n'ai jamais réalisé à quel point cela avait un impact direct sur ma confiance. La combinaison de conseils pratiques sur le sommeil et de méditations guidées m'a aidée à reprendre le contrôle de mes émotions et de mon état d'esprit. Maintenant, je me réveille en me sentant concentrée, confiante et prête à relever n'importe quel défi au travail. Je le recommande vivement à tous ceux qui cherchent à renforcer leur confiance en eux !

Mark T., entrepreneur

« En tant qu'entrepreneur occupé, j'ai eu du mal à trouver un équilibre entre le travail, le stress et la vie personnelle. Ce livre m'a ouvert les yeux sur l'interconnexion entre le sommeil, la méditation et la clarté mentale. Les exercices pratiques et les routines faciles à suivre m'ont aidé à renverser mes habitudes de sommeil chaotiques. Je me sens plus énergique, moins stressé et

plus confiant dans mes décisions que jamais auparavant. Ce livre est une lecture incontournable pour tous ceux qui cherchent à faire passer leur vie au niveau supérieur !

Jessica L., parent qui travaille

« Être parent et employé à temps plein m'a souvent laissé un sentiment épuisé et manquant de confiance en soi. Je n'avais pas réalisé à quel point mon mauvais sommeil affectait ma confiance jusqu'à ce que je lise ce livre. Les conseils d'hygiène du sommeil et les pratiques de méditation étaient pratiques et faciles à intégrer dans ma routine. Maintenant, je suis capable de me montrer comme la meilleure version de moi-même, à la maison et au travail. J'ai enfin confiance en ma capacité à jongler avec tout !

Daniel R., thérapeute"

En tant que personne qui aide les autres à naviguer dans leur santé mentale, j'ai été étonné par la profondeur et la perspicacité de ce livre. Le lien entre le sommeil, la méditation et la confiance est plus puissant que je ne l'avais réalisé. Les stratégies fournies ne sont pas seulement théoriques, elles sont réalisables et percutantes. J'ai déjà commencé à les mettre en œuvre dans ma propre vie, et je constate un changement positif dans ma résilience émotionnelle et mon sentiment général de bien-être.

Claire M., directrice de la création

"J'ai toujours lutté contre l'anxiété et le doute de moi-même, surtout pendant les moments de forte pression de ma carrière. Ce livre m'a donné les outils nécessaires pour aborder ces questions de front. En mettant l'accent sur

En améliorant mon sommeil et en pratiquant la méditation, j'ai remarqué une amélioration remarquable de ma clarté mentale et de ma confiance. Je

Se sentir plus en contrôle, plus présent et moins débordé. C'est vraiment une lecture transformatrice !

Alors que vous clôturez ce livre, je tiens à exprimer ma plus profonde gratitude pour le temps et l'énergie que vous avez consacrés à libérer votre confiance grâce au sommeil et à la méditation. Votre engagement envers la croissance personnelle, la résilience mentale et le bien-être est vraiment inspirant. Chaque étape que vous avez franchie dans ce voyage est le reflet de votre force et de votre détermination à construire une version meilleure et plus confiante de vous-même.

Je vous suis reconnaissant de votre volonté d'explorer la science et la pratique derrière l'amélioration du sommeil, l'amélioration de la pleine conscience et la culture de l'équilibre émotionnel. Ce ne sont pas des changements simples ; Ils nécessitent de la patience, de la cohérence et de la confiance dans le processus. En choisissant de vous engager dans cette voie, vous avez fait un investissement profond dans votre avenir.

Je tiens également à remercier les innombrables chercheurs,

scientifiques et enseignants de pleine conscience dont le travail a contribué à la sagesse partagée dans ce livre. Les idées qu'ils ont fournies sur le pouvoir du sommeil et de la méditation ont façonné non seulement mon écriture, mais aussi votre

l'occasion de créer une transformation durable dans votre vie.

Enfin, merci de permettre à ce livre de faire partie de votre

voyage. Je crois en votre capacité à continuer à construire la confiance, la clarté et la paix que vous méritez. Les pratiques et les outils que vous avez appris ici ne sont pas seulement des solutions temporaires, ce sont des habitudes qui changent la vie et qui vous guideront vers un avenir rempli de succès, de joie et d'une assurance inébranlable.

N'oubliez pas que le vrai pouvoir réside en vous. Continuez à utiliser vos pratiques de sommeil, de méditation et de pleine conscience pour nourrir votre croissance. Vous êtes capable de réaliser des choses incroyables, et je suis honoré d'avoir fait partie de votre transformation.

Avec gratitude et encouragement,
Henrietta Martinez

Bonjour, je m'appelle Henrietta Martinez et je suis ravi que vous ayez choisi ce livre. Mon parcours pour comprendre le lien entre le sommeil, la méditation et la confiance a été à la fois personnel et professionnel, façonné par des années de recherche, de pratique personnelle et les innombrables conversations que j'ai eues avec des personnes comme vous – des personnes qui aspirent à plus de paix, de clarté et de confiance dans leur vie.

J'ai toujours été fascinée par la connexion corps-esprit, et après avoir passé des années à étudier la psychologie, la pleine conscience et le bien-être, j'ai commencé à voir une tendance claire : notre santé mentale et émotionnelle est profondément influencée par la façon dont nous dormons et dont nous gérons le stress. Mais ce n'est que lorsque j'ai personnellement lutté contre l'épuisement professionnel et l'anxiété au cours d'une période difficile de ma vie que j'ai vraiment compris le pouvoir d'un bon sommeil et d'une méditation régulière.

En tant qu'instructeur de méditation certifié et coach en sommeil, j'ai eu le privilège d'aider des clients de tous les horizons. Qu'il s'agisse d'un cadre occupé, d'un parent stressé ou d'un

quelqu'un qui navigue dans une transition de vie, j'ai été témoin de l'impact incroyable que peut avoir le fait de donner la priorité au sommeil et à la pleine conscience. La confiance, la clarté et la résilience qui découlent de petits changements intentionnels dans la façon dont nous dormons et prenons soin de notre esprit sont transformatrices.

Mon objectif avec ce livre est simple : je veux vous aider à puiser dans l'immense pouvoir qu'un bon sommeil et la méditation ont à offrir. Je veux que vous vous sentiez plus confiant, plus en contrôle et plus capable de faire face aux défis que la vie vous réserve. À travers ce livre, j'ai distillé les pratiques, les conseils et les outils qui ont fonctionné pour moi et pour d'innombrables autres dans un format facile à comprendre et encore plus facile à appliquer.

Lorsque je n'écris pas ou que je ne coache pas, vous me trouverez souvent en train de pratiquer la pleine conscience, de lire les dernières recherches sur le bien-être ou simplement de profiter d'un moment de calme avec ma famille. Je crois que le vrai changement commence par de petites actions cohérentes, et c'est pourquoi je suis ravi de vous guider tout au long de ce voyage.

Merci de me permettre de faire partie de votre croissance personnelle. Je suis là pour vous soutenir alors que vous libérez votre confiance et embrassez votre plein potentiel. Ensemble, nous allons

Faites le premier pas vers une personne plus autonome, plus confiante.

Avec gratitude,

TABLE DES MATIÈRES

INTRODUCTION

Libérer votre confiance avec le sommeil et la méditation

La confiance en soi est la base d'une vie pleine de sens et de réussite. Il détermine la façon dont nous nous percevons, interagissons avec les autres et abordons les problèmes. Mais que se passerait-il si nous vous disions que la clé pour augmenter votre confiance en vous n'est peut-être pas des tactiques standard d'amélioration personnelle comme les affirmations, l'établissement d'objectifs ou le développement de la personnalité, mais plutôt quelque chose de beaucoup plus fondamental : le sommeil et la méditation ?

Pour de nombreuses personnes, la confiance en soi est un attribut insaisissable souvent déterminé par des facteurs externes tels que les réalisations professionnelles, les relations ou la réussite financière. La véritable confiance en soi, en revanche, se construit sur une base plus profonde et plus intérieure. C'est la capacité de croire en vos capacités à surmonter les obstacles, à rester ancré face aux pressions extérieures et à être satisfait de qui vous êtes. C'est un état d'esprit ; Comme tous les états mentaux, il peut être modifié par la façon dont vous traitez votre corps et votre cerveau. Dans ce livre, nous verrons comment le sommeil et la méditation peuvent vous aider à développer un sentiment d'assurance plus fort et plus solide.

Comprendre la relation entre le sommeil, la méditation et la véritable assurance en soi

La confiance en soi ne se limite pas à la façon dont nous nous présentons aux autres ; Il s'agit aussi de notre relation avec nous-mêmes. C'est un état interne qui résulte de la stabilité émotionnelle, de la clarté mentale et de la santé physique. Mais dans la société d'aujourd'hui, qui évolue rapidement, de nombreuses personnes éprouvent des émotions d'inadéquation, de doute de soi et d'anxiété. Ces problèmes peuvent affaiblir notre confiance et nous éloigner de notre plein potentiel.

Une perception erronée répandue concernant la confiance en soi est que c'est quelque chose avec lequel vous êtes né ou que vous n'avez pas du tout. Ce concept peut provoquer de l'insatisfaction et un sentiment d'impuissance, surtout lorsque les circonstances de la vie nous font nous sentir dépassés ou flous. La plupart des gens ne savent pas que la confiance n'est pas un trait statique ; Il peut être entretenu et cultivé grâce aux activités correctes. Le sommeil et la méditation sont deux habitudes qui vous aident à prendre confiance en vous.

Le sommeil et la méditation sont tous deux essentiels au maintien de la santé mentale et émotionnelle. Ils constituent la base sur laquelle votre estime de soi et votre confiance sont créées. Lorsque nous dormons suffisamment et incluons la pleine conscience

Dans notre routine quotidienne, nous commençons à faire de meilleurs jugements, à penser plus clairement et à répondre aux problèmes de la vie avec calme et équilibre. La confiance n'implique pas l'immunité au doute ou à la peur, mais plutôt la capacité de les gérer lorsqu'ils se présentent.

La science et la psychologie de la façon dont ces pratiques façonnent votre esprit, votre corps et votre confiance

La science derrière le sommeil :

Le sommeil est l'élément le plus négligé de la vie moderne. Le sommeil est souvent considéré comme un luxe plutôt qu'une nécessité dans un monde qui valorise la productivité et l'agitation. Cependant, la science a démontré depuis longtemps que le sommeil est crucial pour la guérison mentale et émotionnelle et le repos physique. Lorsque nous dormons, notre cerveau passe par des activités cruciales telles que la consolidation de la mémoire, le contrôle émotionnel et la récupération physique.

Pendant le sommeil profond, le cerveau tente d'éliminer les restes nocifs de l'activité quotidienne, traite les souvenirs de

la journée, et régule les hormones qui affectent l'humeur et le stress. La privation de sommeil perturbe ces processus, ce qui a des conséquences néfastes sur l'humeur et la cognition. C'est pourquoi le manque de sommeil est lié à l'instabilité émotionnelle, à la colère et à la difficulté à prendre des décisions, ce qui nuit à l'estime de soi.

La privation chronique de sommeil peut entraîner divers problèmes de santé mentale, tels que l'anxiété, la dépression et une faible estime de soi. Lorsque nous ne dormons pas suffisamment, nous sommes plus enclins à développer une dysrégulation émotionnelle, à devenir trop réactifs au stress et à avoir du mal à faire face aux difficultés. En conséquence, notre confiance peut s'effondrer.

L'IMPORTANCE DE LA MÉDITATION DANS LE DÉVELOPPEMENT DE LA CONFIANCE

La méditation, en particulier la pleine conscience, fournit des techniques pratiques pour réguler l'esprit et les émotions. Contrairement aux techniques de relaxation typiques, la méditation entraîne le cerveau à

Surveillez vos pensées et vos sentiments sans vous laisser submerger. Avec une pratique régulière, la méditation favorise le calme intérieur, l'attention et la clarté émotionnelle.

La méditation présente d'énormes avantages psychologiques. Il a été prouvé que la méditation augmente la matière grise dans les zones du cerveau impliquées dans la régulation émotionnelle, l'empathie et la prise de décision. Ces altérations cérébrales font que les gens se sentent plus ancrés émotionnellement et moins réactifs aux stimuli externes. La capacité à rester calme et concentré, surtout dans des conditions complexes ou incertaines, est essentielle à la confiance en soi.

De plus, la méditation nous permet de devenir plus conscients de nos pensées et de nos émotions, ce qui nous permet de nous débarrasser du discours intérieur négatif et des idées auto-limitantes. Au fil du temps, cela conduit à un dialogue intérieur plus positif, renforçant les sentiments de valeur et de confiance.

La méditation et un bon régime de sommeil sont d'excellents outils pour améliorer la santé mentale et émotionnelle. La pratique de la pleine conscience et de la méditation améliore votre capacité à rester présent, ancré et confiant face à tout défi.

Ce livre fournira des outils, des stratégies et des

changements d'état d'esprit pour vous aider à vous sentir autonome et confiant.

Dans les pages suivantes, vous trouverez des moyens pratiques d'augmenter la confiance en soi grâce à un meilleur sommeil et à un meilleur sommeil.

méditation. Il ne s'agit pas de solutions rapides ou de remèdes temporaires, mais d'habitudes à long terme qui entraîneront des ajustements internes importants au fil du temps.

1. Stratégies pratiques de sommeil :

Vous découvrirez comment créer un environnement de sommeil idéal et élaborer un régime de sommeil qui encourage le repos. Vous examinerez comment l'exposition à la lumière, la température et même les types d'aliments que vous mangez affectent votre capacité à bien dormir. Plus important encore, vous apprendrez comment l'amélioration de la qualité de votre sommeil peut renforcer votre résilience émotionnelle et votre clarté mentale, ouvrant ainsi la voie à une confiance en soi accrue.

2. Pratiques de pleine conscience et de méditation :

Ce livre enseigne de nombreuses pratiques de méditation pour améliorer la conscience de soi, la tranquillité et la concentration. Des exercices de respiration aux scans corporels en passant par les visualisations guidées, vous apprendrez des techniques précieuses que vous pourrez inclure dans votre pratique régulière. Ces compétences vous aideront à contrôler vos émotions, à réduire le stress et à développer un sentiment de sérénité intérieure et de confiance.

3. Recadrer les idées négatives : Le sommeil et la méditation modifient efficacement les schémas de pensée et les idées négatives qui sapent la confiance en soi. Avec l'aide de ce livre, vous

découvrira comment remplacer les idées limitatives par des idées stimulantes, modifiant progressivement votre récit interne du doute à l'assurance.

4. Une approche équilibrée des défis de la vie.

La confiance ne signifie pas éviter les obstacles de la vie, mais avoir l'endurance et la force émotionnelle nécessaires pour les relever. Dans ce livre, vous découvrirez comment une combinaison de bon sommeil et de pratique régulière de la méditation peut vous aider à négocier même les situations les plus stressantes ou imprévisibles avec un esprit calme et concentré. Vous apprendrez à faire face aux échecs avec grâce, résilience et un fort sentiment de soi.

Faites un changement aujourd'hui : votre voyage commence maintenant.

La cohérence est essentielle pour créer une confiance en soi à long terme grâce au sommeil et à la méditation. Cependant, cela n'a pas besoin que vous restructuriez radicalement votre vie du jour au lendemain. Des modifications mineures et progressives peuvent entraîner d'énormes transformations au fil du temps.

Commencez par vous engager à un changement dès aujourd'hui, comme donner la priorité au sommeil en éteignant vos appareils électroniques une heure

plus tôt ou en programmant cinq minutes de méditation le

matin. Une petite modification dans votre routine peut déclencher une réaction en chaîne de changements sonores affectant tous les aspects de votre vie.

Il est facile de se laisser emporter par l'agitation de la vie quotidienne, mais gardez à l'esprit qu'investir dans votre santé mentale et émotionnelle est essentiel à votre bien-être général. Faire du sommeil et de la méditation un élément non négociable de votre routine renforce la force intérieure, la base de la confiance à long terme.

Le chemin vers la confiance en soi n'implique pas des étapes extrêmes, mais plutôt un engagement à de petits ajustements efficaces qui s'accumulent au fil du temps. Ce livre vous fournira les outils et les connaissances dont vous avez besoin pour réaliser votre plein potentiel, ce qui vous permettra de devenir plus confiant, ancré et résilient dans les adversités de la vie. Votre voyage vers un vous plus musclé, plus confiant commence aujourd'hui.

PARTIE I : LE POUVOIR DU SOMMEIL QUI RENFORCE LA CONFIANCE EN SOI

CHAPITRE 1 : LA CRISE DE CONFIANCE

Comment un mauvais sommeil mine votre vie

Le sommeil est souvent la première chose à laquelle nous renonçons dans le monde trépidant d'aujourd'hui. Nous veillons tard pour terminer nos projets, regarder nos émissions préférées ou surfer sur nos téléphones. Les pressions de la famille, de la carrière et des obligations personnelles laissent peu de place à la détente. Et alors que nous passons la journée avec peu de sommeil, nous oublions un fait essentiel : le manque de sommeil est le meurtrier silencieux de notre confiance.

Les répercussions d'un sommeil insuffisant vont bien au-delà de la sensation de léthargie ou de fatigue le lendemain. Les conséquences qu'il a sur votre esprit, votre corps et vos émotions peuvent influencer considérablement votre clarté mentale, votre régulation émotionnelle et votre sentiment général de confiance en vous. Dans ce chapitre, nous verrons pourquoi dormir

La privation est l'ennemi numéro un de la confiance, ses coûts cachés sur votre vie personnelle et professionnelle, et les recherches sur la façon dont le sommeil réparateur favorise la clarté mentale et la résilience émotionnelle.

LA DÉCONNEXION DE LA CONFIANCE EN MATIÈRE DE SOMMEIL

Pourquoi le manque de sommeil est le principal ennemi de la clarté mentale et de l'assurance

La confiance en soi est plus que la simple capacité de se montrer avec succès aux autres ; C'est aussi le reflet de la façon dont vous vous percevez, gérez les problèmes et gérez vos états émotionnels et mentaux. La confiance est basée sur un cerveau sain, vif, clair et capable de réguler les émotions et de porter des jugements. Cependant, la perte de sommeil

\a un impact négatif direct sur tous ces éléments.

Nos capacités cognitives et notre régulation émotionnelle souffrent lorsque nous ne dormons pas suffisamment. Il ne s'agit pas seulement de se sentir fatigué ; Il s'agit de l'impact de la fatigue sur les mécanismes neurologiques qui permettent une pensée claire et une régulation émotionnelle. À court terme, la privation de sommeil rend difficile la pensée critique, la concentration ou la rétention des connaissances de base. Cependant, le

 Plus elle dure, plus les dommages s'aggravent. Cela réduit non seulement votre capacité à exécuter des activités, mais aussi votre estime de soi.

Imaginez que vous essayez de prendre une décision critique lorsque votre esprit est confus. Lorsque vous ne dormez pas suffisamment, le cortex préfrontal de votre cerveau, responsable du jugement, du raisonnement et de la prise de décision, devient moins actif et moins efficace. Il est donc difficile de penser clairement, d'analyser les avantages et les inconvénients, ou d'évaluer objectivement une situation. Quel a été le résultat ? Vous vous remettez plus souvent en question, vous vous méfiez de vos décisions et vous avez moins confiance dans la gestion de circonstances basiques et complexes.

De plus, le manque de sommeil diminue votre intelligence émotionnelle. L'intelligence émotionnelle est nécessaire pour comprendre vos sentiments et ceux des autres, car elle influence la façon dont vous interagissez avec le monde. La privation de sommeil altère votre capacité à réguler vos émotions, ce qui vous rend plus sujet à l'impatience, à l'agacement et même à l'agressivité. Il n'est pas surprenant qu'un manque de sommeil puisse provoquer des schémas de pensée négatifs et des sentiments de malaise. Lorsque vous vous sentez émotionnellement instable, votre confiance en souffre.

LE BILAN CACHÉ DE LA PRIVATION DE SOMMEIL

Comment un mauvais sommeil affecte votre santé émotionnelle, vos relations et vos performances professionnelles

Un mauvais sommeil a des conséquences considérables. Il a un impact sur les aspects les plus fondamentaux de notre existence, notamment nos émotions, nos relations et nos performances professionnelles.

Santé émotionnelle :

La privation de sommeil altère la capacité du cerveau à absorber les émotions. Le sommeil est essentiel au contrôle émotionnel car il permet au cerveau de se rafraîchir et de restaurer ses systèmes émotionnels. Sans dormir suffisamment, vous êtes plus sujet aux fluctuations de l'humeur, à l'anxiété et à la tristesse.

La privation de sommeil stimule l'amygdale du cerveau, qui reconnaît les menaces et produit des émotions telles que la peur et l'inquiétude. Sans un sommeil réparateur suffisant, l'amygdale devient hyperactive, ce qui augmente votre susceptibilité au stress et aux émotions. Cela provoque une augmentation de l'anxiété, de l'irritation et même de la paranoïa. Lorsque vous êtes émotionnellement déséquilibré, votre confiance en souffre car votre état émotionnel a un impact direct sur la façon dont vous vous percevez. Une personne constamment sur les nerfs ou émotionnellement déséquilibrée est plus encline à remettre en question ses talents et à se sentir moins en contrôle de ses capacités.

leur vie.

Les émotions ont un impact significatif sur nos relations. Lorsque nous manquons de sommeil, nous devenons moins patients, compatissants et réactifs. Un mauvais sommeil altère notre capacité à contrôler les émotions, ce qui entraîne plus de conflits, d'incompréhensions et d'insatisfaction dans les relations. Cela peut être particulièrement préjudiciable dans les relations sexuelles, les amitiés et même dans les milieux professionnels.

Un manque de régulation émotionnelle causé par la privation de sommeil peut déclencher une boucle d'interactions défavorables avec les autres, renforçant le malaise et l'incertitude. Vous pouvez devenir plus défensif, vous replier sur vos émotions ou vous sentir incompris. Au fur et à mesure que ces habitudes persistent, votre confiance diminue parce que vous commencez à intérioriser les commentaires négatifs des autres comme preuve de votre faiblesse.

Rendement au travail :

Un mauvais sommeil peut sérieusement affecter les performances professionnelles dans le milieu de travail au rythme rapide d'aujourd'hui. Lorsque vous êtes fatigué, votre capacité à penser de manière critique, à rester concentré et à prendre des décisions éclairées en souffre. La privation de sommeil réduit également votre capacité à innover, à gérer efficacement les problèmes et à rester heureux dans votre carrière.

De plus, des études ont montré que la privation persistante de sommeil est liée à une augmentation des erreurs et des accidents du travail. Un manque de concentration peut entraîner des erreurs de jugement, des délais manqués et des relations tendues avec les collègues. Cette boucle constante de mauvaises performances et de doute de soi peut vous faire douter de vos capacités et de votre valeur dans votre capacité professionnelle. Au fil du temps, cela contribue à un problème plus large de faible estime de soi et de faible confiance, en particulier dans les professions à haute pression où le rendement est continuellement scruté.

COMPRENDRE LE CYCLE DU SOMMEIL

Pourquoi un sommeil profond et réparateur est la clé de la régulation émotionnelle et de la pensée claire

Pour bien apprécier la valeur du sommeil, il faut d'abord comprendre comment il fonctionne et pourquoi certaines étapes sont plus vitales que d'autres.

Stades du sommeil :

Le sommeil n'est pas une condition passive de repos ; Il s'agit plutôt d'un processus actif divisé en différentes étapes, chacune jouant un rôle spécifique dans la revitalisation du corps et du cerveau. Ces étapes

peut être divisé en deux catégories : le sommeil à mouvements oculaires non rapides (NREM) et les mouvements oculaires rapides (REM).

1. Sommeil NREM (stades 1 à 3) :

Le stade 1 est le stade le plus léger du sommeil, marquant la transition de l'éveil au sommeil. Votre rythme cardiaque et votre respiration diminuent, et vos muscles se détendent.

Au stade 2 du sommeil, la température de votre corps diminue et vos yeux cessent de bouger. Le cerveau génère également des fuseaux du sommeil, qui sont liés à la consolidation de la mémoire.

Le stade 3 est le stade le plus profond du sommeil NREM,

communément appelé sommeil à ondes lentes. Au cours de cette étape, votre corps accomplit des processus de restauration essentiels tels que la réparation des tissus, le renforcement du système immunitaire et la production d'hormones.

2. Le sommeil paradoxal se caractérise par des mouvements oculaires rapides et des rêves vifs. Cette étape est essentielle pour le contrôle de l'humeur et la consolidation de la mémoire. Le sommeil paradoxal permet à votre cerveau d'absorber les émotions et d'intégrer les souvenirs de la journée, essentiels au bien-être émotionnel et à la clarté mentale.

L'IMPORTANCE DU SOMMEIL PROFOND

Le pouvoir réparateur du sommeil se trouve principalement dans le sommeil profond et le sommeil paradoxal. Ces étapes aident à éliminer les toxines du cerveau, à contrôler les émotions et à établir des connexions synaptiques qui permettent la mémoire, l'apprentissage et la prise de décision. Le sommeil profond, en particulier, est le moment où votre cerveau et votre corps remplissent les fonctions de guérison et de récupération les plus essentielles. Si vous ne dormez pas suffisamment profondément, vous pouvez souffrir de régulation émotionnelle, de rappel de la mémoire et de prise de décision, ce qui entraîne une perte de confiance en vous.

Cela explique pourquoi la privation de sommeil est si nocive. Il fait plus que simplement vous fatiguer ; cela vous empêche également de bénéficier des avantages du sommeil réparateur profond et des cycles REM, qui ont un impact direct sur votre clarté cérébrale, votre résilience émotionnelle et votre sentiment général de bien-être.

Un jeune professionnel transforme sa vie en privilégiant le sommeil
Regardons un exemple concret pour voir comment le sommeil affecte confiance.

Rencontrez Sarah, une jeune professionnelle du marketing d'une vingtaine d'années. Comme beaucoup d'autres entreprises, elle jonglait avec les délais, les réunions et les obligations personnelles. Ses habitudes de sommeil étaient, au mieux, défectueuses, elle se couchait souvent tard pour travailler sur des présentations ou rattraper son retard sur ses e-mails, suivie d'un début de travail matinal. Au début, Sarah pensait qu'elle n'était que productive mais les effets d'une privation persistante de sommeil ont fini par faire des ravages.

Sarah se sentait de plus en plus anxieuse et stressée. Elle avait du mal à se concentrer pendant les réunions, prenait de mauvaises décisions et était souvent irritée par ses collègues. Sa confiance autrefois forte a commencé à décliner. Elle a remis en question ses décisions, remis en question ses talents professionnels et se sentait moins confiante en elle-même dans des circonstances sous haute pression.

Au plus bas, Sarah s'est rendu compte que son manque de sommeil était l'un des principaux facteurs de son manque de confiance en elle. Déterminée à changer, elle a pris la décision de donner la priorité au sommeil. Elle a établi un horaire de nuit cohérent, éteint les écrans une heure avant de se coucher et s'est assurée de dormir au moins 7 à 8 heures par nuit.

Sarah a observé des améliorations spectaculaires après seulement quelques

Semaines. Son niveau d'anxiété a diminué, sa concentration a augmenté et sa tolérance au stress s'est considérablement améliorée. Elle a pris confiance en ses capacités, tant sur le plan émotionnel que professionnel. Le sommeil avait reconstitué son endurance physique, sa clarté cérébrale et sa force émotionnelle. L'expérience de Sarah démontre le lien puissant entre le sommeil et la confiance en soi et comment un simple changement dans les habitudes de sommeil peut avoir un impact significatif sur votre vie.

CHAPITRE 2 : COMMENT LE SOMMEIL INFLUENCE VOTRE CONFIANCE ET VOTRE FORCE MENTALE

La confiance est souvent considérée comme une qualité intérieure qui provient de l'intérieur et qui est influencée par nos idées, nos sentiments et nos comportements. Cependant, beaucoup de gens ignorent un facteur essentiel qui impacte considérablement notre capacité à ressentir et à montrer de la confiance : le sommeil. Le sommeil est bien plus qu'un simple moment de détente ou d'inactivité. Le sommeil est essentiel au maintien et à l'amélioration de notre clarté mentale et de notre stabilité émotionnelle, ce qui a un impact significatif sur la façon dont nous nous percevons et percevons nos capacités.

Dans ce chapitre, nous nous pencherons sur les neurosciences du sommeil, en examinant ses effets énormes sur les fonctions cérébrales, la mémoire et la prise de décision. Nous verrons comment le sommeil favorise la résilience émotionnelle, ce qui vous permet de gérer plus efficacement le stress et l'anxiété. Nous passerons également en revue des techniques pratiques pour augmenter la confiance en soi grâce à de meilleures habitudes de sommeil et à un exercice qui vous aidera à suivre votre sommeil et à mieux comprendre comment il affecte votre état mental.

LA NEUROSCIENCE DU SOMMEIL

Comprendre comment le sommeil influence le fonctionnement du cerveau, la mémoire et la prise de décision

Pour comprendre pourquoi le sommeil est si essentiel à votre confiance, nous devons d'abord examiner la physiologie du sommeil, en particulier son impact sur le cerveau et ses nombreuses fonctions.

Fonction cérébrale et sommeil :

Comme tous les autres composants du corps, le cerveau a besoin de repos pour bien fonctionner. Cependant, le sommeil ne se limite pas à l'inconscience. Le cerveau subit plusieurs étapes d'activité tout au long du sommeil, en particulier pendant le sommeil à ondes lentes (sommeil profond) et le sommeil paradoxal, qui sont essentiels à la santé physique et mentale.

1. Consolidation de la mémoire : Le sommeil a une fonction cruciale dans la consolidation de la mémoire. Selon les recherches, le sommeil aide le cerveau à convertir les souvenirs à court terme en souvenirs à long terme. Lorsque nous dormons, notre cerveau absorbe et stocke les connaissances apprises au cours de la journée, ce qui nous permet de les retenir et de nous en souvenir si nécessaire. Ce processus est essentiel à l'apprentissage et à la prise de décision. Un cerveau bien reposé est plus apte à se souvenir des informations et à s'appuyer sur les précédents

expériences pour prendre des décisions judicieuses. Lorsque le sommeil est perturbé, la capacité du cerveau à encoder et à récupérer les souvenirs en souffre, ce qui nuit aux performances et à la confiance en soi.

2. Le sommeil favorise les fonctions cognitives et la clarté mentale : Pendant le sommeil, les cellules cérébrales se contractent, augmentant l'espace entre elles. Cela aide à éliminer les toxines et les particules de déchets qui s'accumulent tout au long de la journée. La plus importante d'entre elles est la bêta-amyloïde, une protéine liée à des

troubles neurodégénératifs tels que la maladie d'Alzheimer. L'élimination de ces polluants est essentielle pour la santé du cerveau, car elle favorise une fonction cognitive saine. Sans suffisamment de sommeil, votre cerveau devient moins efficace dans les fonctions essentielles telles que la résolution de problèmes, la prise de décision et la concentration. Cette baisse des performances mentales peut avoir un impact direct sur votre confiance, en particulier dans les situations de haute pression nécessitant une réflexion rapide et une prise de décision éclairée.

3. Régulation émotionnelle : Le sommeil aide à réguler les émotions. Lorsque vous ne dormez pas suffisamment, le centre émotionnel de votre cerveau, l'amygdale, devient plus actif. Une amygdale hyperactive augmente votre susceptibilité aux émotions désagréables comme l'inquiétude, la colère et la peur, altérant votre capacité à faire face au stress et à l'incertitude. Pendant le sommeil,

Cependant, le cortex préfrontal, qui est en charge des tâches cognitives supérieures telles que la prise de décision, le contrôle des impulsions et le comportement social, devient plus actif. Cet équilibre aide à garder vos réponses émotionnelles sous contrôle, ce qui facilite la régulation de vos émotions et le maintien de la confiance face à l'adversité.

Le sommeil a un impact direct sur la prise de décision. Lorsqu'il est suffisamment reposé, le cerveau est mieux équipé pour analyser les possibilités, prendre des décisions rationnelles et éviter les biais cognitifs. Selon les recherches, la privation de sommeil entrave la prise de décision en modifiant le cortex préfrontal, qui est responsable des fonctions exécutives telles que la planification, le jugement et le raisonnement. Lorsque le sommeil des gens est perturbé, ils prennent des décisions plus irréfléchies, sont moins capables d'anticiper les implications de leurs actions et sont plus susceptibles de mal interpréter les situations. Cette pensée peut conduire au doute de soi et à une faible estime de soi, car nous nous méfions de notre capacité à porter des jugements judicieux.

RÉSILIENCE ÉMOTIONNELLE ET SOMMEIL

Comment un sommeil de qualité vous aide à gérer le stress et l'anxiété

La résilience émotionnelle est la capacité de se remettre d'un revers et de rester stable face au stress. Le sommeil est essentiel au développement et au maintien de la résilience émotionnelle. Nous sommes mieux préparés à faire face aux tensions quotidiennes, aux angoisses et aux problèmes inattendus lorsque nous sommes bien reposés. La capacité du cerveau à gérer les émotions se détériore sans repos adéquat, ce qui entraîne une augmentation du stress et un mauvais contrôle émotionnel.

Régulation du stress et de l'anxiété :

Un mauvais sommeil provoque un déséquilibre dans les produits chimiques du stress, en particulier le cortisol. Le cortisol est l'hormone qui déclenche la réponse de combat ou de fuite de notre corps. Lorsque les niveaux de cortisol augmentent, principalement en raison de la perte de sommeil, cela peut provoquer des sentiments de tension, d'anxiété et d'irritabilité. Des niveaux élevés de cortisol au fil du temps peuvent augmenter notre susceptibilité au stress chronique et à la fatigue mentale, altérant notre capacité à penser clairement et à gérer efficacement les événements émotionnels. En revanche, un sommeil de qualité permet au corps de réguler le cortisol, réduisant cette hormone de stress et améliorant l'équilibre émotionnel.

De plus, le sommeil permet au système limbique – le centre de traitement émotionnel du cerveau – de récupérer et de traiter les émotions plus efficacement. En fait, des études révèlent que le sommeil paradoxal est particulièrement essentiel à la régulation de l'humeur. Au cours de cette

Au stade du sommeil, le cerveau traite les événements émotionnels et les intègre d'une manière qui nous aide à faire face plus efficacement aux émotions difficiles. Les personnes qui ne dorment pas suffisamment ont une régulation émotionnelle plus faible, ce qui les rend plus sujettes au stress et à l'anxiété. Les personnes qui améliorent la qualité de leur sommeil peuvent réduire l'anxiété et mieux gérer les hauts et les bas émotionnels de la vie quotidienne, ce qui renforce leur confiance pour faire face aux obstacles.

Sommeil et mécanismes d'adaptation :

Un sommeil de qualité améliore les processus d'adaptation, c'est-à-dire la façon dont nous gérons le stress. Lorsqu'ils sont bien reposés, les gens sont plus susceptibles de gérer les défis de manière raisonnable et productive plutôt que de réagir de manière impulsive ou négative. Le sommeil augmente également la capacité du cerveau à s'adapter à de nouveaux paramètres et difficultés. Cette adaptabilité est essentielle à la résilience émotionnelle, car elle permet aux gens de « prendre les coups » et de s'adapter à de nouvelles situations sans perdre confiance ou contrôle.

Les personnes qui privilégient le sommeil peuvent améliorer leur résilience émotionnelle, ce qui leur permet de maintenir plus facilement un sentiment constant de confiance et de sang-froid, même dans les situations les plus stressantes.

DÉVELOPPER LA CONFIANCE PENDANT LE SOMMEIL

Conseils pratiques pour aligner vos habitudes de sommeil sur vos objectifs personnels.

Si vous voulez renforcer votre confiance en vous, vous devez relier votre horaire de sommeil à vos propres objectifs. Le sommeil est plus que quelque chose qui vous arrive ; C'est une habitude qui peut être cultivée pour améliorer votre clarté cérébrale, votre force émotionnelle et votre confiance. Voici quelques mesures pratiques que vous pouvez prendre pour créer un horaire de sommeil qui soutient vos objectifs :

1. Établissez un horaire de sommeil : La régularité est essentielle pour un sommeil adéquat. Se coucher et se réveiller à la même heure tous les jours aide à maintenir votre rythme circadien, qui est l'horloge interne du corps. Cela vous permet de vous endormir plus rapidement et de vous réveiller en pleine forme. Aligner votre routine de sommeil sur vos objectifs signifie donner la priorité à votre bien-être et vous assurer d'avoir suffisamment d'énergie pour les atteindre efficacement.

2. Optimisez votre environnement de sommeil pour favoriser un sommeil réparateur. Il s'agit de faire de votre chambre un espace tranquille et confortable, sans perturbation. Gardez la pièce fraîche, sombre et silencieuse. Pour bloquer la lumière, utilisez le blackout

des rideaux ou un masque pour les yeux. Pour filtrer les bruits extérieurs, essayez le bruit blanc ou une machine à son. La qualité de votre sommeil s'améliorera à mesure que votre environnement de sommeil deviendra plus confortable.

3. Créez un rituel relaxant avant de dormir pour informer

votre cerveau qu'il est temps de se détendre. Il peut s'agir de lire, de méditer ou de prendre un bain chaud. Évitez les activités stimulantes telles que regarder la télévision, utiliser la technologie ou vous adonner à une activité physique intense près de l'heure du coucher, car elles peuvent interférer avec votre capacité à vous endormir.

4. L'exercice physique régulier quotidien a été associé à une meilleure qualité de sommeil. L'exercice régule le rythme circadien et augmente la libération d'endorphines, qui aident à soulager la tension et l'anxiété. Cependant, évitez de faire de l'exercice intense dans les heures précédant le coucher, car cela pourrait augmenter les niveaux d'adrénaline et rendre le sommeil difficile.

5. Limitez la consommation de caféine et d'alcool. La caféine et l'alcool peuvent nuire à la qualité du sommeil. La caféine, surtout si elle est consommée tard dans la journée, peut nuire à votre capacité à vous endormir, mais l'alcool peut fragmenter votre sommeil et limiter son sommeil.

Avantages réparateurs. Réduire la consommation de ces substances peut améliorer la qualité de votre sommeil et votre résilience et confiance.

Suivez vos habitudes de sommeil pendant une semaine et commencez à comprendre le lien avec votre état émotionnel.

L'un des moyens les plus efficaces d'en savoir plus sur la relation entre le sommeil et la santé mentale est de documenter vos habitudes de sommeil pendant une semaine. Cette activité vous aidera à comprendre comment de nombreux éléments, tels que votre routine de sommeil, votre environnement et vos choix de vie, influencent la qualité de votre sommeil et votre état émotionnel tout au long de la journée.

Comment suivre votre sommeil :

1. Tenez un journal du sommeil. Notez l'heure à laquelle vous vous êtes couché, l'heure à laquelle vous vous êtes réveillé et tout dérangement nocturne (par exemple, vous réveiller pendant la nuit ou avoir des difficultés à vous endormir).

2. Évaluez la qualité de votre sommeil. Évaluez la qualité de votre sommeil de 1 à 10. Vous sentez-vous reposé au réveil ? Avez-vous eu des interruptions pendant la nuit ?

3. Suivez votre état émotionnel : Prenez des notes sur votre état émotionnel chaque matin et chaque soir. Vous sentez-vous plein d'énergie, nerveux ou confiant ? Gardez une trace de toutes les tendances entre la qualité de votre sommeil et votre état émotionnel.

4. Identifiez les modèles. Passez en revue votre journal de sommeil au bout d'une semaine. Y a-t-il un lien entre le manque de sommeil et les émotions désagréables comme l'inquiétude, l'impatience ou le manque de confiance ? Alternativement, y a-t-il des cas où dormir suffisamment est associé à une meilleure humeur, à une pensée plus claire et à une plus grande résilience émotionnelle ?

Le suivi de vos habitudes de sommeil vous aidera à comprendre comment la qualité du sommeil influence votre santé émotionnelle et votre confiance. À partir de là, vous pouvez modifier vos routines pour vous assurer que vous privilégiez le sommeil d'une manière cohérente avec vos objectifs personnels et professionnels.

CHAPITRE 3 : DORMIR MIEUX, VIVRE MIEUX : CRÉER L'ENVIRONNEMENT DE SOMMEIL IDÉAL.

Le sommeil est souvent relégué au second plan dans notre monde en évolution rapide et axé sur la technologie, éclipsé par les responsabilités professionnelles, les obligations sociales et le temps passé devant un écran. Cependant, l'une des méthodes les plus efficaces pour améliorer la santé physique et mentale est de créer un environnement propice à un sommeil sain. Ce chapitre examinera l'importance de l'hygiène du sommeil, comment la technologie affecte nos habitudes de sommeil et comment créer un régime de sommeil qui rend l'endormissement plus gérable et plus paisible.

Un environnement de sommeil correct peut avoir un impact significatif sur la qualité de votre sommeil et, par conséquent, sur la façon dont vous vous sentez pendant la journée. Le sommeil affecte tout, de notre humeur et de nos capacités cognitives à notre capacité à réguler les émotions, à gérer le stress et à prendre des décisions judicieuses. Ce chapitre examinera des stratégies pratiques et efficaces pour améliorer votre environnement, éliminer les perturbations et créer un environnement tranquille qui favorise la relaxation et un sommeil plus profond.

HYGIÈNE DU SOMMEIL 101

Stratégies simples et efficaces pour améliorer l'environnement de votre chambre à coucher pour le sommeil

L'idée de l'hygiène du sommeil se rapporte aux habitudes et aux pratiques nécessaires à une nuit de sommeil saine. Ces comportements contribuent à la relaxation naturelle du corps et de l'esprit. Cependant, l'hygiène du sommeil ne se limite pas à ce que nous faisons avant de nous coucher. Il s'agit aussi de l'atmosphère que nous créons pour dormir. Les conseils suivants peuvent vous aider à optimiser votre chambre à coucher pour un sommeil réparateur.

1. Literie confortable : La qualité de votre matelas, de vos oreillers et de vos draps a un impact direct sur votre sommeil. Une literie inconfortable peut induire à se

retourner toute la nuit, perturbant le sommeil et réduisant le repos. Pour maximiser le confort, choisissez un matelas qui soutient la posture de sommeil que vous avez choisie. Que vous dormiez sur le dos, sur le côté ou sur le ventre, votre matelas doit offrir un soutien approprié tout en étant confortable.

• Utilisez des oreillers qui soutiennent votre cou et votre tête pour réduire la tension et l'inconfort.

• Choisissez des draps doux et respirants en fibres naturelles comme le coton ou le lin pour favoriser la circulation de l'air et minimiser surchauffe.

• Remplacez votre matelas tous les 7 à 10 ans, en fonction de l'usure, pour maintenir le soutien et le confort pour un sommeil réparateur.

2. Le maintien d'un environnement de sommeil confortable nécessite un contrôle minutieux de la température. Selon des études, la température idéale du sommeil se situe entre 15 et 19 °C (60 et 67 °F). Si votre chambre est trop chaude ou trop froide, cela peut perturber le cycle de sommeil naturel de votre corps, vous empêchant d'entrer dans des phases de sommeil réparatrices plus profondes.

• Utilisez une literie légère pendant les mois les plus chauds et des couvertures plus épaisses pendant les mois plus froids pour contrôler la température corporelle.

• Contrôlez la température ambiante à l'aide de ventilateurs, de la climatisation ou d'un radiateur. Si vous vivez dans un climat extrêmement chaud ou froid, essayez d'acheter un matelas ou un oreiller rafraîchissant qui régule la température.

• L'utilisation de couvertures séparées lorsque vous dormez avec un partenaire peut empêcher une personne de surchauffer ou d'avoir froid.

3. Réduire le bruit : À l'insu de beaucoup, le bruit peut perturber considérablement le sommeil. Alors que le cerveau peut filtrer certains sons, d'autres peuvent rendre l'endormissement difficile

sincèrement. Par exemple, la circulation, les chiens qui aboient ou un compagnon qui ronfle peuvent tous perturber votre sommeil.

• Utilisez des machines à bruit blanc, des bouchons d'oreille ou des écouteurs antibruit pour bloquer les sons gênants.

• Envisagez d'insonoriser votre chambre avec des rideaux épais, de la moquette ou des panneaux acoustiques. Cela peut être particulièrement utile si votre environnement extérieur est bruyant.

•Si le bruit continue d'être un problème, essayez d'utiliser des bruits paisibles tels que les vagues de l'océan, la pluie ou la musique instrumentale pour vous aider à vous endormir.

4. L'éclairage régule notre rythme circadien, qui régit nos cycles veille-sommeil. Une atmosphère faiblement éclairée favorise le sommeil en signalant au cerveau qu'il est temps de se détendre. D'autre part, les lumières fortes, principalement la lumière bleue libérée par les écrans, peuvent interférer avec votre capacité à vous endormir.

• Utilisez un éclairage tamisé le soir. Envisagez d'utiliser des ampoules de faible puissance, des lampes au sel ou des appliques pour une ambiance relaxante.

• Les rideaux occultants réduisent la lumière extérieure, en particulier dans les zones urbaines ou à proximité des lampadaires.

• Limitez l'exposition aux écrans lumineux et aux appareils électroniques 30 à 60 minutes avant le coucher. Si cela est inévitable, utilisez des filtres anti-lumière bleue ou des lunettes qui bloquent la lumière bleue.

COMMENT SURMONTER LES EFFETS PERTURBATEURS DU SOMMEIL DE LA TECHNOLOGIE

À l'ère numérique d'aujourd'hui, la technologie influence pratiquement tous les domaines de notre vie, y compris le sommeil. Qu'il s'agisse de faire défiler les médias sociaux, de regarder la télévision ou de jouer à des jeux vidéo tard le soir, l'utilisation d'appareils électroniques avant le coucher peut nuire à notre capacité à dormir.

1. L'effet de la lumière bleue sur le sommeil : Les écrans émettent de la lumière bleue, l'une des principales raisons pour lesquelles la technologie interrompt le sommeil. Il a été constaté que la lumière bleue réduit la production de mélatonine, l'hormone qui régule le sommeil. Lorsque les niveaux de mélatonine sont faibles, il est problématique de s'endormir et de rester endormi, ce qui entraîne un sommeil de mauvaise qualité.

•Pour contrer les impacts de la lumière bleue, envisagez

d'utiliser des filtres de lumière bleue ou des applications qui modifient la température de couleur de vos écrans. De nombreux gadgets incluent des fonctions Night Shift ou Night Mode intégrées qui limitent l'exposition à la lumière bleue la soirée.

• Limitez le temps d'écran à 30 à 60 minutes avant le coucher. Au lieu de cela, adonnez-vous à des passe-temps relaxants tels que la lecture, la tenue d'un journal ou la méditation.

2. Réduire la stimulation technologique : L'utilisation de la technologie tard dans la nuit nous expose à la lumière bleue et stimule notre esprit, ce qui rend difficile la relaxation et l'endormissement. Le flux constant d'informations peut augmenter les niveaux de stress, augmenter la fréquence cardiaque et garder l'esprit attentif même après avoir posé l'appareil.

• Fixez un couvre-feu sur un écran pour permettre à votre cerveau de se détendre avant le coucher. Utilisez le temps avant de dormir pour vous adonner à des activités relaxantes et non stimulantes.

• Charger votre téléphone à l'extérieur de la chambre peut vous aider à vous déconnecter de vos appareils électroniques et à éviter de vérifier les notifications.

• Pour ceux qui préfèrent regarder la télévision le soir, choisissez des émissions légères et apaisantes plutôt que des émissions palpitantes ou pleines d'action qui peuvent rendre difficile la détente.

3. Appliquer la technologie pour le bien :

La technologie peut être perturbatrice, mais elle peut aussi être utilisée pour

Améliorez la qualité de votre sommeil. Il existe de nombreuses applications et gadgets disponibles pour encourager des habitudes de sommeil saines.

• Utilisez des applications de suivi du sommeil pour surveiller et améliorer vos habitudes de sommeil. Certaines applications surveillent vos phases de sommeil, tandis que d'autres vous permettent de programmer en permanence des rappels pour aller au lit.

• Les applications de relaxation et les machines à bruit blanc peuvent fournir des sons apaisants pour aider au sommeil. Des applications telles que Calm et Headspace incluent une méditation guidée et des histoires de sommeil pour induire la relaxation.

Envisagez d'utiliser un matelas innovant ou un suivi du sommeil pour suivre la qualité de votre sommeil, votre fréquence cardiaque et vos habitudes respiratoires tout au long de la nuit.

Établir une routine du soir qui indique à votre cerveau qu'il est temps de se reposer

Un rythme de sommeil adéquat est plus qu'un ensemble de comportements ; Il signale à votre cerveau qu'il est temps de se détendre et de se préparer au sommeil. Lorsque vous maintenez une routine constante, votre cerveau apprend à lier des activités particulières avec

se détendre, ce qui facilite l'endormissement.

1. Détendez-vous avant de vous coucher : Le corps a besoin de temps pour passer de son état occupé et conscient tout au long de la journée à l'état détendu nécessaire au sommeil. L'établissement d'un régime de détente peut alerter votre corps qu'il est temps de commencer à se préparer au repos.

• Prenez un bain ou une douche chaude. L'augmentation et la baisse de la température corporelle peuvent provoquer des sensations de calme. L'ajout de parfums apaisants tels que la lavande ou la camomille peut encore renforcer cet impact.

• Pratiquez des étirements légers ou des positions de yoga pour vous détendre et relâcher les tensions musculaires.

• Évitez les activités stimulantes avant le coucher, comme consulter vos e-mails, travailler ou avoir des conversations chargées d'émotion.

2. Maintenez une heure de coucher cohérente : Se coucher régulièrement et se réveiller à la même heure chaque jour aide le rythme circadien naturel de votre corps. Essayez de dormir à la même heure tous les soirs, surtout le week-end. Au fil du temps, cette régularité vous fera vous sentir plus alerte le matin et plus calme le soir.

3. Incorporez des techniques de relaxation : L'ajout de techniques de relaxation à votre routine nocturne peut aider à calmer les pensées qui s'emballent.

• Exercices de respiration profonde. Prenez des respirations calmes et profondes pour engager la réponse de relaxation du corps.

• La relaxation musculaire progressive implique la tension et le relâchement de divers groupes musculaires pour soulager la tension physique.

• Utilisez des applications de méditation guidée pour vous détendre et réduire le stress.

Créez votre rituel de soirée personnalisé en 5 étapes simples.

Maintenant que vous avez appris les éléments essentiels d'une atmosphère et d'une routine favorables au sommeil, il est temps de développer votre rituel nocturne. Pour créer une routine du coucher qui vous convient, suivez ces cinq étapes simples :

1. Maintenez une heure de coucher constante de 7 à 9 heures, y compris le week-end.

2. Lumières tamisées : Réduisez l'exposition aux lumières vives et aux écrans une heure avant le coucher pour indiquer à votre cerveau qu'il est temps de se détendre.

3. Pratiquez des activités relaxantes, comme prendre un bain chaud, lire ou pratiquer la respiration profonde ou le yoga modéré.

4. Limitez le temps passé devant un écran : Évitez d'utiliser des appareils électroniques au moins 30 minutes avant le coucher.

5. Créez un environnement propice au sommeil : Gardez votre chambre sombre, calme et froide pour un meilleur sommeil.

La création d'un rituel de sommeil sur mesure vous prépare à un meilleur sommeil, à plus d'énergie et à une résilience émotionnelle accrue. Les améliorations que vous apportez aujourd'hui seront bénéfiques pour votre santé et votre confiance en vous demain.

CHAPITRE 4 : LES TROUBLES DU SOMMEIL ET LEUR EFFET SUR LA CONFIANCE

Le sommeil est essentiel à la santé, affectant tout, du bien-être physique à la clarté mentale et à la stabilité émotionnelle. Cependant, des millions de personnes souffrent de troubles du sommeil, qui ont un impact significatif sur leur vie quotidienne et, par conséquent, sur leur estime de soi. L'insomnie, l'apnée du sommeil et les troubles chroniques liés au stress peuvent modifier les habitudes de sommeil et créer une variété d'impacts désagréables, notamment l'anxiété, la mauvaise prise de décision et l'instabilité émotionnelle. Par conséquent, les troubles du sommeil peuvent miner la confiance et entraver le développement personnel et professionnel.

Ce chapitre se penche sur la façon dont les troubles du sommeil nuisent à votre confiance en vous, comment reconnaître les signes avant-coureurs de problèmes de sommeil et des stratégies pratiques pour améliorer votre sommeil et restaurer votre vigueur mentale. De plus, nous examinerons une étude de cas réelle d'une personne qui a surmonté l'insomnie pour améliorer sa carrière, démontrant ainsi les énormes avantages de donner la priorité au sommeil.

INSOMNIE, APNÉE DU SOMMEIL ET STRESS

Comment les troubles affectent votre confiance et votre santé mentale.

Reconnaître comment les troubles du sommeil tels que l'insomnie et l'apnée du sommeil affectent la santé mentale et émotionnelle est la première étape pour comprendre comment ils altèrent la confiance. Un mauvais sommeil est plus qu'une simple nuisance minuscule ; Cela peut avoir des effets à long terme sur votre humeur, votre conduite et votre perception de soi.

1. Insomnie. Le tueur de confiance silencieux

L'insomnie, définie comme une difficulté à s'endormir, à rester endormi ou à se lever trop tôt, est l'un des troubles du sommeil les plus fréquents affectant des millions de personnes dans le monde. Les effets de l'insomnie sont d'une portée considérable. La privation chronique de sommeil diminue les performances cognitives, provoque une instabilité émotionnelle et augmente les niveaux de stress, ce qui diminue l'estime de soi.

Impact sur la confiance :

• Un sommeil insuffisant peut entraîner des troubles cognitifs, car le cerveau ne peut pas stocker les souvenirs et mener des processus essentiels. Cela vous rend mentalement trouble, oublieux et difficile à concentrer. Cela finit par conduire à de mauvaises décisions, ce qui a un impact direct sur votre propre

confiance. Vous pouvez avoir du mal à bien performer au travail, à atteindre vos objectifs personnels ou à participer à des activités sociales, ce qui renforce le sentiment négatif d'inadéquation.

• L'insomnie peut provoquer un cycle d'anxiété, la peur de s'endormir entraînant de plus grandes perturbations du sommeil. Cette inquiétude exacerbe le doute de soi et peut conduire au désespoir. Au fil du temps, l'anxiété de ne pas pouvoir dormir la nuit peut imprégner d'autres aspects de votre vie, altérant votre capacité à faire face aux situations avec confiance.

• Instabilité émotionnelle : La privation de sommeil peut augmenter la réactivité émotionnelle, entraînant des sentiments de rage, de désespoir et d'irritation. Cette volatilité émotionnelle peut rendre difficile l'établissement de bonnes relations ou de bonnes performances dans des situations de haute pression, ce qui finit par réduire votre estime de soi et votre sentiment de contrôle.

2. L'apnée du sommeil : une menace cachée pour votre confiance en vous

L'apnée du sommeil est un trouble potentiellement grave dans lequel la respiration s'arrête et commence souvent tout au long de la nuit. Bien que de nombreuses personnes souffrant d'apnée du sommeil ne soient pas conscientes de leur maladie, les effets sont graves. Il provoque des réveils fréquents la nuit et un sommeil de mauvaise qualité, laissant la personne fatiguée et mentalement confuse pendant la journée.

Impact sur la confiance :

• Épuisement chronique : L'apnée du sommeil se caractérise

par un épuisement diurne important, même après une nuit entière de sommeil. Cette lassitude continuelle peut entraîner une baisse de productivité et un manque d'énergie pour participer à des activités sociales ou professionnelles. Au fil du temps, cela peut éroder la confiance dans la capacité d'une personne à mener à bien des activités ou à faire face à des problèmes.

• Altération de la prise de décision : L'apnée du sommeil provoque un brouillard cognitif, ce qui ralentit la prise de décision et un mauvais jugement. Lorsque votre clarté mentale est altérée, vous pouvez vous remettre en question ou remettre à plus tard la prise de décisions, ce qui finit par diminuer votre estime de soi et affecter votre capacité à performer au travail ou dans vos intérêts personnels.

• L'apnée du sommeil peut mettre à rude épreuve les relations en provoquant des ronflements bruyants et un sommeil inconfortable. Cela affecte le sommeil des autres et peut également générer du stress dans les relations personnelles, sapant la confiance en soi.

3. Stress et sommeil : le cercle vicieux de la santé mentale.

Les troubles du sommeil induits par le stress sont parmi les difficultés de sommeil les plus répandues chez les gens, en particulier dans le monde moderne. Le stress chronique provoque une activité cérébrale excessive,

ce qui rend le sommeil plus difficile la nuit. Par conséquent, le stress peut provoquer l'insomnie et exacerber des troubles comme l'apnée du sommeil.

Impact sur la confiance :

• Le stress provoque la libération de cortisol, la principale hormone de stress du corps, ce qui entraîne une vigilance accrue et une activité cérébrale accrue, même lorsque le corps a besoin de repos. Cela provoque des pensées précipitées qui rendent difficile la relaxation et la relaxation, ce qui rend le sommeil insaisissable. L'incapacité à se détendre adéquatement vous laisse épuisé mentalement et physiquement, ce qui alimente un cycle négatif de doute de soi et une faible estime de soi.

• Le stress peut entraîner des réactions émotionnelles excessives et des difficultés à faire face aux revers, ce qui diminue la résilience. Cette résilience émotionnelle affaiblie conduit à un sentiment fragile de confiance en soi, dans lequel on se sent facilement battu par les épreuves de la vie.

• Le stress chronique et le manque de sommeil peuvent provoquer des symptômes physiques, notamment des maux de tête, des problèmes gastro-intestinaux et des tensions musculaires, ce qui a un impact négatif sur la santé globale. Un inconfort physique constant peut renforcer les émotions d'insuffisance ou d'échec, entraînant une perte de confiance et d'estime de soi.

COMMENT RECONNAÎTRE QUAND VOUS NE DORMEZ PAS BIEN

Signes avant-coureurs d'un mauvais sommeil et son impact émotionnel

Savoir quand vous ne dormez pas correctement est essentiel pour prendre des mesures avant que les problèmes de sommeil ne s'aggravent. Il existe divers signaux d'alerte à surveiller, et être proactif dans leur traitement peut vous aider à maintenir votre santé mentale et émotionnelle.

1. Se sentir fatigué après le réveil : Il est normal de se sentir somnolent après une nuit de sommeil, mais si vous êtes constamment fatigué malgré un sommeil suffisant, cela pourrait signaler une mauvaise qualité de sommeil. Lorsque

vous vous réveillez fatigué, c'est une indication précoce que votre sommeil n'a pas été réparateur, ce qui a un impact direct sur votre capacité à exécuter les tâches quotidiennes en toute confiance.

2. Difficultés de concentration Un mauvais sommeil altère vos fonctions cognitives, entraînant des problèmes de concentration, de prise de décision et de mémoire. Si vous avez du mal à rester concentré au travail ou si vous oubliez des choses essentielles pendant les conversations, votre cerveau ne se repose peut-être pas assez pour fonctionner correctement.

3. La privation de sommeil peut provoquer de l'irritabilité et de l'anxiété. Si

Vous devenez plus en colère ou inquiet que d'habitude, surtout s'il n'y a pas de causes apparentes, cela pourrait indiquer qu'un manque de sommeil interfère avec votre contrôle émotionnel.

4. Fluctuations de l'humeur : Un sommeil perturbé peut entraîner des fluctuations de l'humeur, altérant les liens sociaux et professionnels. Si vous vous sentez « sur les nerfs » ou si vous êtes facilement contrarié, demandez-vous si la

qualité de votre sommeil contribue à ces fluctuations émotionnelles.

5. Symptômes physiques : Un sommeil insuffisant peut causer des maux de tête, des difficultés d'estomac et une lenteur. Ces symptômes physiques peuvent épuiser votre énergie et rendre difficile la participation à des activités en toute confiance.

SOLUTIONS PRATIQUES AUX PROBLÈMES DE SOMMEIL

Remèdes naturels, changements de mode de vie et quand demander l'aide d'un professionnel

Lorsque le manque de sommeil commence à interférer avec la vie quotidienne, il est essentiel de prendre des mesures décisives pour résoudre le problème. Il existe différentes façons naturelles de gérer les problèmes de sommeil et les signes qu'il est temps de demander l'aide d'un professionnel.

1. Remèdes naturels :

• Tisanes : La camomille, la racine de valériane et la lavande sont connues pour leurs effets relaxants. Boire une tasse de thé chaud avant de se coucher peut aider votre corps à savoir qu'il est temps de se détendre.

• Aromathérapie : La diffusion de parfums essentiels comme la lavande ou le bois de santal peut favoriser un sommeil confortable.

Il a été démontré que les techniques de relaxation, telles que la relaxation musculaire progressive, la respiration profonde et la méditation guidée, améliorent le sommeil et réduisent l'anxiété.

2. Changements de mode de vie :

• L'exercice régulier pendant la journée aide à améliorer le sommeil. Cependant, évitez de faire de l'exercice intense avant le coucher, car cela pourrait avoir l'effet inverse.

• La pratique de la pleine conscience et des pratiques de réduction du stress pendant la journée peut améliorer la qualité du sommeil.

• Établir une heure de coucher et de réveil cohérente peut améliorer la qualité du sommeil en régulant votre horloge interne.

3. Quand demander l'aide d'un expert : Si les difficultés de sommeil persistent malgré les changements de mode de vie

et les thérapies naturelles, il est crucial de consulter un expert de la santé. Une intervention médicale est nécessaire pour l'apnée du sommeil, et l'insomnie chronique peut nécessiter un traitement plus spécialisé, tel que la thérapie cognitivo-comportementale

pour l'insomnie (TCC-I). Des investigations du sommeil peuvent être nécessaires pour diagnostiquer des troubles tels que l'apnée du sommeil ou le syndrome des jambes sans repos.

Changer de carrière grâce à un bon sommeil après avoir lutté contre l'insomnie

Rencontrez Sarah, une jeune professionnelle qui souffrait auparavant d'insomnie. Sarah a lutté pendant des mois pour s'endormir, rester endormie et se réveiller fatiguée. Sa confiance s'est effondrée à mesure que ses performances au travail se détérioraient. Elle était irritée par ses collègues, avait du mal à respecter les délais et avait du mal à se concentrer lors des réunions. Son état émotionnel et physique s'est détérioré.

D'autre part, Sarah a décidé d'agir après avoir réalisé à quel point le manque de sommeil affectait son travail et sa santé mentale. Elle a commencé à se concentrer sur son hygiène du sommeil, à créer un régime nocturne cohérent et à demander un avis médical pour exclure l'apnée du sommeil. Au fil des semaines, elle a constaté des améliorations considérables de son humeur, de son énergie et de ses capacités cognitives. Sa confiance augmentait au fur et à mesure qu'elle dormait

qualité améliorée. Sarah a géré ses obstacles au travail avec clarté et sang-froid et a été promue en six mois.

L'expérience de Sarah démontre l'influence significative de la priorité accordée au sommeil sur la confiance, le rendement au travail et le bien-être général. Elle a restauré sa vigueur mentale et a modifié sa vie professionnelle et personnelle en prenant le contrôle de son sommeil.

CHAPITRE 5 : MÉDITATION POUR L'ESPRIT MODERNE : CONSTRUIRE LA RÉSILIENCE ÉMOTIONNELLE.

Développer la résilience émotionnelle est plus important que jamais dans une société remplie de distractions, de bruit et de pression continue. Les gens sont constamment confrontés à des défis sans fin, au travail, dans leurs relations et même en interne. Cela se traduit généralement par une tension, un épuisement et une perte de clarté mentale. Dans un tel cadre, la capacité d'atteindre la sérénité et le calme n'est pas un luxe mais une exigence. La méditation, une technique séculaire aux racines anciennes, est une méthode scientifiquement validée pour augmenter la résilience et la force émotionnelle.

Ce chapitre se penche sur la façon dont la méditation, une compétence apparemment simple, peut vous aider à détendre votre esprit, à construire

confiance et gérer les stress de la vie avec grâce. Nous discuterons des avantages pratiques de la méditation, de la compréhension de ce que signifie apprendre à exploiter son pouvoir pour la croissance émotionnelle. De plus, ce chapitre comprend des conseils pour les novices pour commencer la méditation, même s'ils ne l'ont jamais fait auparavant.

LA MÉDITATION EXPLIQUÉE

Ce que c'est et ce que ce n'est pas

La méditation est largement mal comprise, en particulier dans l'environnement rapide d'aujourd'hui. Rester assis tranquillement pendant de longues périodes sans but apparent peut sembler peu pratique, voire inaccessible. Beaucoup de gens associent la méditation à des traditions religieuses ou ésotériques, tandis que d'autres pensent qu'il faut des années de travail pour la maîtriser. La méditation est une pratique forte et accessible pour les personnes de tous âges, de tous horizons et de toutes croyances. La clé est de comprendre sa nature et sa fonction authentiques.

La méditation est une technique de concentration concentrée. Il s'agit d'attirer votre attention sur le moment présent, de vous permettre d'examiner vos pensées et vos émotions sans

jugement ou saisie. Le but n'est pas d'arrêter de penser ou de se vider l'esprit, comme beaucoup le croient. Au lieu de cela, la méditation consiste à vous séparer de vos idées, ce qui vous permet de répondre calmement et clairement plutôt que de réagir impulsivement.

Ce que la méditation n'est pas :

• Les nouveaux venus dans la méditation anticipent parfois que leurs pensées disparaissent complètement, ce qui peut être frustrant. Le but de la méditation n'est pas d'éliminer les pensées, mais d'augmenter la conscience et le contrôle sur celles-ci. La pratique consiste à laisser les pensées aller et venir, un peu comme des nuages dans le ciel, sans y être liées.

• La méditation encourage le calme mais n'encourage pas l'apathie dans la vie. Au lieu de cela, il favorise l'action consciente, c'est-à-dire la capacité d'interagir avec le monde avec une présence totale tout en maintenant une clarté émotionnelle et mentale.

• La méditation ne permet pas d'échapper aux défis de la vie, contrairement à d'autres méthodes de relaxation. Au lieu de cela, cela vous aide à construire une base plus solide, vous permettant de faire face à ces obstacles avec résilience émotionnelle et confiance en vous.

La méditation est une stratégie efficace pour élever

la prise de conscience, l'amélioration de la régulation émotionnelle et la culture de la pleine conscience, qui sont toutes nécessaires pour renforcer la confiance et la puissance mentale. Maintenant que nous avons couvert les bases de la méditation, voyons comment elle peut renforcer votre confiance et votre bien-être émotionnel.

COMMENT LA MÉDITATION AMÉLIORE LA CONFIANCE EN SOI

La science derrière la capacité de la méditation à calmer l'esprit et à favoriser la force émotionnelle

La méditation, avec ses différentes techniques et pratiques, impacte considérablement le cerveau et le corps. Pour comprendre comment il renforce la confiance en soi, il faut se plonger dans la science de ses effets sur l'esprit et les émotions. Les chercheurs ont découvert que la méditation fréquente peut réorganiser le cerveau, réduire la réactivité émotionnelle et améliorer la régulation émotionnelle globale. Cela a des conséquences importantes sur le développement de la confiance en soi et de la résilience.

1. Amélioration de la régulation émotionnelle

L'un des impacts les plus puissants de la méditation est sa capacité à améliorer la régulation émotionnelle. La méditation augmente la conscience des humeurs internes, permettant aux gens de remarquer et de

Réagissez plus soigneusement aux déclencheurs émotionnels. Selon des études, les méditants habituels ont plus de matière grise dans leur cortex préfrontal, qui est responsable des processus exécutifs tels que la planification, la prise de décision et le contrôle émotionnel. Cela permet aux méditants de gérer les turbulences émotionnelles de manière calme et méthodique plutôt que de réagir impulsivement.

La gestion des émotions est essentielle pour toute personne qui cherche à renforcer sa confiance en soi. La confiance vient du fait de savoir que vous pouvez faire face à des événements complexes sans être submergé par l'émotion. La méditation crée un espace mental dans lequel les pensées peuvent être vues objectivement plutôt qu'absorbées par l'anxiété, la peur ou le doute de soi.

2. Diminution du stress et de l'anxiété

Il a été cliniquement démontré que la méditation abaisse les niveaux de cortisol, la principale hormone de stress du corps. Des niveaux élevés de cortisol peuvent entraîner des émotions d'accablement, de doute de soi et de peur, qui érodent la confiance. La méditation détend le système nerveux en abaissant les niveaux de cortisol et en stimulant la réponse de relaxation du corps, ce qui entraîne des sentiments de paix intérieure et de clarté.

De plus, la méditation aide à traiter les sous-jacents

causes d'anxiété. De nombreuses personnes souffrent d'une inquiétude constante quant à l'avenir ou de ruminer sur des expériences antérieures, ce qui sape la confiance. La méditation apprend à l'esprit à rester dans le moment présent, interrompant la boucle des schémas de pensée négatifs. Cette capacité à contrôler l'anxiété par la pleine conscience augmente la confiance des individus dans leur capacité à gérer les incertitudes de la vie.

3. Augmenter la conscience de soi et l'estime de soi.

La méditation favorise une plus grande conscience de soi, ce qui est nécessaire pour connaître vos forces, vos faiblesses et vos tendances émotionnelles. Lorsque vous méditez fréquemment, vous avez la capacité d'observer vos pensées et vos activités sans jugement. Cette conscience de soi peut conduire à une plus grande acceptation de soi, une composante nécessaire de la confiance en soi.

La méditation peut également aider à briser le discours intérieur négatif, qui est la voix intérieure critique, souvent destructrice, qui diminue l'estime de soi. Au fur et à mesure que vous devenez plus conscient de vos pensées, vous pouvez les confronter et les remplacer par des points de vue plus équilibrés et plus utiles. Avec une pratique régulière, vous développerez une approche plus empathique et réaliste

une image de vous-même, renforçant votre confiance.

4. Neuroplasticité et confiance

La neuroplasticité est la capacité du cerveau à se restructurer en créant de nouvelles connexions neuronales. La méditation améliore la neuroplasticité, ce qui permet au cerveau de se développer et de s'adapter de manière à aider à la régulation émotionnelle et à la résilience. Cela augmente la confiance au fil du temps, car le cerveau améliore sa capacité à gérer le stress, à traiter les émotions et à répondre aux difficultés.

La méditation, en particulier, aide à améliorer le réseau du mode par défaut (DMN) du cerveau, qui est lié à l'autoréflexion, à la prise de perspective et au contrôle émotionnel. La méditation renforce ce réseau, ce qui facilite le maintien de l'équilibre émotionnel, la raison sous pression et la confiance en vos décisions, autant de choses nécessaires à la confiance en soi.

LA RELATION ENTRE LA MÉDITATION ET LA RÉDUCTION DU STRESS

Pourquoi la méditation est l'outil le plus efficace pour gérer l'anxiété moderne

Dans l'environnement d'aujourd'hui, la tension et l'anxiété sont presque partout. Les obligations professionnelles, les engagements personnels, les préoccupations financières et même le flux constant d'informations provenant des médias sociaux contribuent tous à la surcharge mentale. Le stress, s'il n'est pas géré efficacement, peut nuire à votre santé mentale et à votre estime de soi.

La méditation est une technique puissante de gestion du stress, car elle convertit la réponse de combat ou de fuite du corps (contrôlée par le système nerveux sympathique) en réponse de repos et de digestion (régulée par le système nerveux parasympathique). Ce changement induit un niveau de relaxation profonde, permettant au corps et à l'esprit de se remettre des effets physiques et psychologiques du stress.

Selon les recherches, seulement 20 minutes de méditation par jour peuvent réduire considérablement les niveaux de cortisol et améliorer la réponse du corps au stress. La méditation, lorsqu'elle est pratiquée quotidiennement, aide à briser le cycle du stress en réentraînant le cerveau à gérer les problèmes sans devenir nerveux ou débordé.

De plus, la méditation favorise la résilience en favorisant une approche ouverte et sans jugement face à l'adversité. Au lieu de considérer le stress comme quelque chose à éviter, la méditation vous permet d'affronter les obstacles avec curiosité et acceptation,

ce qui entraîne une force émotionnelle accrue et un sentiment de contrôle.

LA MÉDITATION RAPIDE GAGNE

Comment commencer même si vous n'avez jamais médité auparavant

De nombreuses personnes trouvent la méditation intimidante, surtout si elles ne l'ont jamais essayée. La bonne nouvelle, c'est que vous n'avez pas besoin de méditer pendant des heures ou dans un cadre particulier pour en récolter les bénéfices. Même si vous n'avez jamais médité, il existe des moyens simples et efficaces de commencer immédiatement.

1. Commencez petit. Si vous débutez dans la méditation, commencez par 5 à 10 minutes par jour. Au fur et à mesure

que vous vous habituez à la pratique, vous pouvez progressivement prolonger la durée. La clé est la cohérence, pas le temps passé à méditer. Lorsqu'elles sont pratiquées de manière régulière, les sessions courtes peuvent être tout aussi réussies que les sessions plus étendues.

2. Concentrez-vous sur votre respiration. L'une des façons les plus simples de méditer est de se concentrer sur votre respiration. Trouvez un endroit calme, asseyez-vous confortablement et concentrez-vous sur vos inspirations et expirations. Essayez de garder votre attention sur votre respiration, et si votre esprit vagabonde, ramenez-le doucement. C'est simple

La pratique est très utile pour détendre l'esprit et développer la pleine conscience.

3. Méditations guidées. Si vous ne savez pas comment méditer de manière indépendante, essayez des applications ou des enregistrements de méditation guidée. Il s'agit souvent de voix relaxantes qui vous guident à travers diverses approches, telles que des scans corporels ou des exercices de visualisation. Les méditations guidées peuvent être un excellent point de départ pour les novices, en leur

fournissant une structure et un soutien au fur et à mesure que vous développez votre pratique de la méditation.

4. L'établissement d'une pratique régulière de la méditation conduit à une plus grande efficacité. Réservez du temps chaque jour pour méditer, que ce soit le matin, pendant la pause déjeuner ou avant le coucher. La cohérence vous aidera à prendre l'habitude et à tirer des avantages à long terme de la méditation.

Lorsqu'elle est pratiquée régulièrement, la méditation peut améliorer considérablement votre résilience mentale et votre confiance en vous. La méditation vous donne les outils pour faire face aux obstacles de la vie avec plus de clarté et de sérénité en calmant votre esprit, en favorisant la régulation émotionnelle et en réduisant le stress. Que vous souhaitiez réduire l'anxiété, améliorer votre concentration ou simplement développer votre force émotionnelle, la méditation peut vous aider à devenir une version plus confiante et centrée de vous-même.

Lorsque vous commencez votre voyage de méditation, rappelez-vous que le progrès, et non la perfection, est l'objectif. Soyez patient avec vous-même et rappelez-vous que chaque petit pas vers la pleine conscience vous aidera à développer votre résilience émotionnelle et votre confiance. Le chapitre suivant combinera le sommeil et la méditation pour atteindre la puissance mentale et la confiance globales.

CHAPITRE 6 : LA CONNEXION CORPS-ESPRIT – POURQUOI LA MÉDITATION AUGMENTE LA CONFIANCE.

Dans la société d'aujourd'hui, il est facile d'oublier que l'esprit et le corps sont inextricablement liés. Chaque idée, émotion et expérience a un impact significatif sur notre santé physique et vice versa. Par conséquent, les techniques qui incluent à la fois l'esprit et le corps, comme la méditation, sont une approche pratique pour améliorer notre clarté mentale, notre santé physique et notre confiance. Ce chapitre examine comment la méditation peut vous aider à réorganiser votre cerveau, à améliorer votre équilibre émotionnel, à promouvoir l'estime de soi et à vous débarrasser des idées limitantes qui vous retiennent.

La méditation ne se limite pas à trouver le calme et la relaxation ; Il s'agit d'améliorer votre esprit et votre corps à long terme. Ce chapitre approfondit la science neurologique de la méditation, démontrant comment une pratique régulière peut changer votre cerveau de manière à renforcer votre confiance, vos capacités de prise de décision et votre résilience émotionnelle.

La neuroplasticité et le rôle de la méditation dans les changements mentaux à long terme

Notre cerveau est très adaptable et peut changer tout au long de notre vie en réaction à nos expériences. Cette capacité, connue sous le nom de neuroplasticité, nous permet de modifier activement nos pensées, nos comportements et nos réponses émotionnelles. La méditation favorise la neuroplasticité, ce qui en fait une pratique clé pour le développement personnel, notamment en ce qui concerne la confiance en soi.

Neuroplasticité et méditation

La neuroplasticité fait référence à la capacité du cerveau à établir de nouvelles connexions neuronales, à se restructurer et à se remettre d'un préjudice. Il permet au cerveau de s'adapter à de nouvelles situations, de développer des habitudes et d'apprendre de nouvelles capacités. Pour les personnes qui sont enfermées dans des cycles de doute de soi, d'anxiété ou de faible estime de soi, la neuroplasticité offre une réalité pleine d'espoir : nous pouvons changer notre façon de penser et de ressentir, même si ces schémas sont en place depuis des années.

La méditation favorise la neuroplasticité en permettant au cerveau de développer de nouvelles habitudes cognitives plus saines. Des études ont montré que la méditation cohérente améliore le

Densité de matière grise dans les zones critiques du cerveau liées à la régulation émotionnelle, à la conscience de soi et aux fonctions exécutives, toutes directement liées à la confiance en soi. Ces modifications permettent aux gens de réagir calmement au stress, de faire de meilleurs jugements et de se sentir plus équilibrés émotionnellement.

La méditation renforce le cortex préfrontal, responsable des activités cognitives de haut niveau telles que la planification, la prise de décision et la régulation émotionnelle. Cette zone du cerveau vous permet d'agir avec confiance et clarté plutôt que d'être persuadé par des réactions spontanées ou des influences extérieures. Au fur et à mesure que vous méditez, les connexions dans votre cerveau se renforcent, ce qui vous permet de penser plus facilement et de rester calme dans des situations difficiles.

La méditation aide à éduquer votre cerveau à créer de nouvelles connexions neuronales, favorisant la clarté mentale et la résilience émotionnelle. Ce recâblage augmente progressivement votre confiance pour faire face au stress, faire face aux obstacles et porter des jugements judicieux.

L'effet de la méditation sur la régulation émotionnelle

La régulation émotionnelle, c'est-à-dire la capacité de gérer les émotions et d'y répondre sainement, est un aspect essentiel de la confiance.

Lorsque les émotions vous dominent, la confiance a tendance à s'estomper. La méditation vous aide à développer les capacités nécessaires au maintien de l'équilibre émotionnel. En vous concentrant sur le moment présent et en pratiquant la pleine conscience, vous pouvez apprendre à observer vos émotions sans vous laisser emporter par elles.

Selon les recherches, la méditation peut réduire la taille de l'amygdale, la région du cerveau responsable de la réponse de « combat ou de fuite ». Cela réduit la réactivité émotionnelle, ce qui vous permet de vous sentir plus en contrôle de vos émotions et de porter des jugements plus calmes et délibérés. Au fur et à mesure que votre capacité à réguler vos sentiments augmente, votre confiance en vous augmente également – vous ne vous sentez plus impuissant face à vos sentiments, mais en contrôle de ceux-ci.

LES BIENFAITS DE LA MÉDITATION POUR RENFORCER LA CONFIANCE EN SOI

Équilibre émotionnel, amélioration de l'estime de soi et prise de décision

La méditation est largement reconnue pour sa capacité à soulager le stress et à favoriser la relaxation, mais elle a également un impact significatif sur l'estime de soi et la confiance. La méditation peut aider

Vous détectez et surmontez le discours intérieur négatif, stimulez l'intelligence émotionnelle et prenez de meilleures décisions. Ces facteurs sont essentiels pour toute personne qui souhaite augmenter son estime de soi et améliorer sa qualité de vie.

Équilibre émotionnel : maîtriser ses émotions

L'une des façons les plus évidentes dont les méditations favorisent la confiance est de promouvoir l'équilibre émotionnel. Lorsque nous sommes équilibrés émotionnellement, nous sommes moins réactifs aux pressions externes, moins susceptibles d'être submergés par des émotions négatives et mieux équipés pour gérer des situations difficiles avec élégance et grâce. La méditation favorise l'équilibre émotionnel en augmentant la pleine conscience, en prenant du recul par rapport à vos sentiments et en les observant sans jugement.

Ce niveau de connaissance est libérateur. Il vous libère de la tentation de réagir imprudemment au stress, à l'insatisfaction ou au doute de soi. Au lieu de laisser les émotions dicter votre conduite, la méditation vous permet de vous centrer et de répondre avec intention. Au fur et à mesure que vous développez cette compétence, vous devenez naturellement plus confiant puisque vous ne vous sentez plus impuissant face à vos émotions.

Renforcer votre image

La confiance est intrinsèquement liée à l'estime de soi, c'est-à-dire à la façon dont nous nous percevons et percevons notre valeur. La méditation renforce l'estime de soi en augmentant l'autocompassion et en atténuant les effets des schémas de pensée négatifs. La méditation, via la pleine conscience et l'attention concentrée, vous aide à prendre conscience des pensées autocritiques qui peuvent éroder votre confiance.

Reconnaître et aborder ces pensées pourrait vous aider à établir une meilleure image de vous-même. La méditation peut vous aider à remplacer les pensées négatives et restrictives par des pensées plus positives et plus puissantes. Ce changement de point de vue vous permet de vous percevoir sous un jour plus compatissant et équilibré, ce qui renforce votre estime de soi et, par conséquent, votre confiance.

La méditation favorise également le non-attachement, ce qui signifie que nos pensées, nos émotions et nos expériences passées ne nous définissent pas. Cette technique de lâcher prise des perceptions négatives de soi vous permet d'accepter votre véritable potentiel et de voir les problèmes comme des opportunités de croissance plutôt que comme des menaces pour votre estime de soi.

AMÉLIORATION DE LA PRISE DE DÉCISION

Clarté et confiance dans vos choix

La méditation renforce également la confiance en améliorant les capacités de prise de décision. Il est difficile de prendre des décisions éclairées lorsque nous sommes inquiets, préoccupés ou débordés. La méditation aide à réduire l'encombrement du cerveau, ce qui vous permet de prendre des décisions avec clarté et sérénité.

Selon les recherches, la méditation améliore les fonctions exécutives, c'est-à-dire les processus cognitifs qui nous permettent de planifier, de prendre des décisions et de résoudre des problèmes. La pratique régulière de la méditation renforce les parties du cerveau responsables de ces activités. Cela conduit à une meilleure prise de décision, car vous pouvez examiner les événements de manière plus objective sans être influencé par la peur ou l'impulsivité.

Prendre des décisions avec un esprit clair et calme vous aide à prendre confiance en votre jugement. En continuant à méditer, vous remarquerez que votre capacité à faire confiance à vous-même et à votre intuition augmente, renforçant votre confiance en vous.

Se libérer des croyances limitantes et du doute de soi.

De nombreuses personnes sont confrontées à des croyances limitantes, à des notions profondément enracinées qui les empêchent de réaliser leur plein potentiel. Ces idées surgissent souvent tôt dans la vie et, avec le temps, peuvent devenir de redoutables obstacles à la confiance. La méditation aide les gens à affronter et à libérer ces croyances, ouvrant ainsi la voie à l'auto-libération.

La méditation de pleine conscience vous aide à devenir plus conscient des histoires que vous vous racontez, des récits qui façonnent votre sens de soi. Fréquemment, ces histoires sont basées sur des événements antérieurs ou des influences extérieures qui ne reflètent pas pleinement votre véritable potentiel. La méditation vous apprend à détecter ces histoires, à examiner leur véracité et finalement à les laisser partir.

La méditation vous apprend à tolérer l'imperfection, l'un de ses avantages les plus importants. Plutôt que de s'efforcer d'atteindre des objectifs impossibles ou de tomber dans l'autocritique, la méditation favorise une perspective d'acceptation et de croissance. En apprenant à lâcher prise sur les croyances limitantes et le doute de soi, vous gagnez la liberté de poursuivre vos objectifs avec confiance et clarté.

EXERCICE EXPLOITABLE

Une méditation matinale de 5 minutes pour améliorer votre humeur et votre clarté

Incorporez une minute de méditation dans votre pratique matinale pour commencer votre voyage vers une meilleure résilience émotionnelle et une meilleure confiance. Une méditation de 5 minutes peut donner le ton pour le reste de votre journée, en stimulant votre humeur, votre clarté et votre concentration. Voici comment commencer.

1. Trouvez un espace calme : Choisissez un endroit exempt de distractions. Asseyez-vous confortablement sur une chaise ou un coussin, les pieds à plat sur le sol ou les jambes croisées. Gardez le dos droit et les épaules détendues.

2. Fixez-vous une intention avant de commencer votre méditation. Cela peut être aussi simple que de dire : « Je suis ouvert au calme aujourd'hui » ou « Je me fais confiance pour relever les défis avec confiance ».

3. Fermez les yeux et concentrez-vous sur votre respiration. Prenez note de la sensation de l'air qui entre et sort de vos narines ou de la montée et de la descente de votre poitrine. Laissez votre respiration s'écouler naturellement sans essayer de la réguler.

4. Laissez passer les idées : Reconnaissez les idées sans jugement et revenez doucement à votre respiration. Considérez vos pensées comme des nuages qui passent, observez-les, mais ne le faites pas.

Engagez-vous avec eux.

5. Terminez avec gratitude : Après cinq minutes, respirez

profondément et ouvrez progressivement les yeux. Prenez une minute pour être reconnaissant du temps que vous avez passé à développer votre esprit. Portez cette sensation de paix et de clarté avec vous toute la journée.

En pratiquant cette méditation simple tous les matins, vous remarquerez une amélioration de votre humeur, de votre concentration et de votre résilience émotionnelle. En pratiquant la méditation, vous verrez comment elle peut vous aider à développer la puissance mentale et la confiance en soi pour faire face rapidement aux problèmes de la vie.

CHAPITRE 7 : MAÎTRISER LA PLEINE CONSCIENCE : LE POUVOIR D'ÊTRE PRÉSENT

À une époque de distractions incessantes et d'obligations excessives, il est facile de se déconnecter du moment présent. Nous nous précipitons dans nos journées, préoccupés par ce qui doit être fait ensuite ou obsédés par les événements précédents, et passons souvent à côté de la richesse du moment présent. Mais lorsque nous sommes véritablement présents, quelque chose d'étonnant se produit : nous réalisons toute la puissance de notre concentration, de notre tranquillité et de notre confiance en nous.

Ce chapitre se penche sur la pleine conscience, une technique qui nous permet de vivre consciemment, avec une concentration et une force émotionnelle accrues. En cultivant la pleine conscience, nous pouvons gagner en confiance, rester calmes sous la pression et développer une connexion plus forte avec nous-mêmes et les autres. La pleine conscience nous permet d'affronter les obstacles avec calme et confiance, que ce soit au travail, dans notre famille ou dans des circonstances sociales.

La clé pour vivre avec intention, concentration et paix

La pleine conscience consiste fondamentalement à prêter attention au moment présent intentionnellement et sans jugement. Cela implique d'être pleinement conscient de ce qui se passe autour de vous, en vous et dans vos interactions sans être distrait par des regrets passés ou des préoccupations futures. La pleine conscience ne consiste pas à nettoyer en profondeur son esprit ou à atteindre un contentement constant. Au lieu de cela, il s'agit d'embrasser et d'être conscient de chaque instant tel qu'il se produit sans essayer de le changer.

Le pouvoir de la pleine conscience provient de sa capacité à prendre conscience de vos pensées et de votre environnement. La pleine conscience vous apprend à examiner vos pensées, vos sentiments et vos sensations corporelles sans impulsivité. Cette conscience détachée vous permet de faire de meilleurs jugements, de gérer le stress et d'améliorer vos réponses émotionnelles.

Lorsque nous devenons conscients, nous cessons de réagir aux événements basés sur l'habitude ou l'impulsion. Au lieu de cela, nous prenons une décision consciente sur la façon de réagir en fonction de la réalité du moment présent plutôt que d'expériences ou de croyances antérieures. Cela nous permet d'aborder les circonstances avec

la clarté et l'intention, en prenant des décisions conformes à nos croyances et à nos objectifs.

La pleine conscience en action est une discipline qui peut être développée au fil du temps et qui a un impact significatif sur le bien-être psychologique. Des études ont montré que la pleine conscience aide à réduire l'anxiété, à améliorer la concentration et à promouvoir la régulation émotionnelle. Il s'agit d'une stratégie efficace pour augmenter la résilience et la confiance, car elle vous permet de rester ancré malgré le stress ou l'incertitude.

Comment maintenir une présence au travail, avec la famille et dans les situations sociales. Développe l'assurance.

La pleine conscience n'est pas universelle. La méthode que nous pratiquons et les récompenses que nous en tirons sont très personnelles. Cependant, une réalité fondamentale demeure : la pleine conscience nous permet d'aborder la vie avec plus de contrôle, de clarté et de confiance en soi. Cela est particulièrement vrai dans nos rôles quotidiens, que ce soit au travail, à la maison avec notre famille ou dans des situations sociales.

La pleine conscience sur le lieu de travail

Dans un cadre professionnel, la pleine conscience peut avoir un effet transformateur. Les milieux de travail nous obligent souvent à gérer divers projets, à respecter des délais serrés et à négocier des circonstances stressantes. Lorsque nous fonctionnons en pilote automatique ou que nous sommes submergés par le stress, notre capacité à donner le meilleur de nous-mêmes est compromise. Cependant, l'exercice de la pleine conscience nous permet de nous engager pleinement dans notre travail, ce qui améliore la concentration, la prise de décision et l'efficacité.

Lorsque vous incluez la pleine conscience dans votre vie professionnelle, vous apprenez à réagir prudemment aux problèmes. Par exemple, lors d'une réunion sous haute pression, vous prenez un moment pour respirer, vous centrer et écouter complètement avant de parler au lieu de laisser vos nerfs ou vos inquiétudes guider vos actions. Cette clarté mentale vous permet d'aborder les situations difficiles avec plus de confiance et d'équilibre, ce qui vous aide à faire valoir efficacement vos points de vue et vos opinions.

La pleine conscience aide également à la prise de décision, ce qui est essentiel pour la confiance en soi. Rester présent et conscient de vos pensées vous aide à éviter de prendre des décisions basées sur le stress ou les réponses émotionnelles. Au lieu de cela, vous prenez une minute pour réfléchir, en vous assurant que vos décisions sont fondées sur

la clarté plutôt que les exigences extérieures.

La pleine conscience pour la famille et les proches

La pleine conscience fait également partie intégrante de nos relations avec la famille et les amis. Dans ces situations, être attentif, c'est être totalement présent avec les autres autour de vous plutôt que de laisser les distractions ou l'inquiétude vous sortir du moment. L'écoute consciente et la participation développent des liens plus profonds, ce qui vous permet de mieux comprendre les autres et de répondre avec compassion.

Lorsque vous pratiquez la pleine conscience avec votre famille, vous êtes moins susceptible de craquer ou de répondre imprudemment à des griefs mineurs. Au lieu de cela, vous réagissez prudemment, créant ainsi un environnement plus positif et plus favorable. Lorsque les membres de votre famille se sentent écoutés et valorisés, cela renforce votre estime de soi et votre confiance.

De plus, être présent dans les interactions familiales vous permet de mieux gérer les désaccords. Vous feriez mieux de rester calme, d'écouter attentivement et de communiquer honnêtement sans laisser les émotions prendre le dessus. En pratiquant la pleine conscience, vous découvrirez que vous pouvez mieux gérer vos sentiments, ce qui conduit à des relations plus substantielles et plus confiantes.

La pleine conscience dans les situations sociales.

La pleine conscience améliore les liens sociaux. De nombreuses personnes luttent contre l'anxiété sociale ou la pression de répondre aux attentes des autres, ce qui peut nuire à leur confiance. La pratique de la pleine conscience dans des circonstances sociales peut réduire le bavardage mental et le jugement de soi qui accompagnent fréquemment les rencontres. Au lieu de vous soucier de la façon dont vous êtes perçu, la pleine conscience vous permet de vous concentrer sur le moment présent et d'interagir avec les autres en toute honnêteté.

Dans les situations sociales, la pleine conscience vous permet d'être plus conscient de votre langage corporel, du ton de votre voix et des sentiments des autres. Cette prise de conscience améliore non seulement votre capacité à interagir, mais favorise également l'intelligence émotionnelle, qui est une composante essentielle de la confiance en soi. Lorsque vous êtes émotionnellement connecté à ceux qui vous entourent, vous pouvez facilement gérer les conversations et les situations sociales, ce qui vous rend plus confiant et plus aimable.

Lorsque vous participez de manière réfléchie, vous pouvez réagir plus intentionnellement plutôt que de réagir par malaise ou par peur. En vous entraînant à être présent dans des situations sociales, vous vous sentirez plus à l'aise dans votre peau, ce qui renforcera naturellement votre confiance en vous.

COMMENT FAIRE DE LA PLEINE CONSCIENCE UNE HABITUDE

Conseils pratiques pour intégrer la pleine conscience dans votre vie quotidienne.

Une pratique régulière est essentielle pour obtenir les avantages de la pleine conscience. Comme toute autre habitude, la pleine conscience doit être pratiquée régulièrement pour faire partie de votre routine quotidienne. Cela ne se produit pas immédiatement, mais avec du temps et de la concentration, vous pouvez intégrer la pleine conscience dans votre vie quotidienne.

Commencez par de petites étapes gérables.

Vous n'avez pas besoin de consacrer des heures chaque jour à la pratique de la pleine conscience. Prendre de petites actions réalisables peut vraiment réussir à développer cette habitude. Commencez par consacrer 5 à 10 minutes par jour à des activités de pleine conscience. Vous pouvez pratiquer la pleine conscience dans des situations quotidiennes comme marcher, manger ou faire la queue.

Par exemple, lorsque vous mangez un repas, prenez quelques instants pour savourer chaque bouchée. Examinez les textures, les saveurs et les parfums. Manger de manière réfléchie vous permet de participer pleinement à l'expérience, en prenant conscience du moment présent. Ces brefs moments de pleine conscience finiront par devenir une seconde nature.

Concentrez-vous sur la respiration.

L'un des moyens les plus simples et les plus accessibles de cultiver la pleine conscience est de se concentrer sur la respiration. Tout au long de la journée, faites de brèves pauses pour respirer profondément et intentionnellement. Cela vous aide à rester dans le moment présent, à réduire le stress et à augmenter la relaxation.

Une pratique de respiration simple, comprenant des

réunions, des promenades à l'extérieur et des voyages, peut être pratiquée n'importe où. Inspirez doucement pendant quatre temps, puis retenez votre souffle pendant quatre temps avant d'expirer pendant quatre. Répétez plusieurs fois pour vider votre esprit et rediriger votre concentration.

Créez des rituels conscients.

Intégrez la pleine conscience dans vos activités quotidiennes pour l'aider à devenir une habitude. Il peut s'agir de planifier une courte méditation le matin ou le soir et d'intégrer la pleine conscience dans les tâches quotidiennes comme se brosser les dents ou prendre une douche. Vous pouvez même pratiquer la conduite consciente, ce qui implique de faire attention à votre environnement, à la route et au processus de conduite sans être distrait.

Faire de la pleine conscience une composante régulière de votre routine améliore votre capacité à être présent tout au long de la journée. Plus vous pratiquez, plus il est facile de maintenir la pleine conscience dans toutes les situations.

3 exercices de pleine conscience que vous pouvez effectuer n'importe où pour rester calme, concentré et confiant

Voici trois exercices de pleine conscience simples à intégrer à votre routine quotidienne, peu importe où et ce que vous faites. Ces exercices vous aident à maintenir votre calme, votre attention et votre confiance tout au long de la journée.

1. Exercice d'ancrage (5-4-3-2-1)

Cette technique d'ancrage peut vous aider à rester dans le moment présent, surtout lorsque vous vous sentez dépassé ou nerveux. Pour commencer, respirez profondément et regardez autour de vous. Identifiez les éléments suivants :

• 5 éléments visibles

• 4 objets tactiles

• 3 éléments sonores

• 2 articles olfactifs

• 1 objet gustatif

Cette pratique stimule les cinq sens, en supprimant votre esprit

de la tension et vous ramenant au moment présent.

2. Respiration consciente.

Cet entraînement simple peut être effectué n'importe où et n'importe quand. Prenez quelques respirations profondes et calmes, en vous concentrant sur la sensation de l'air qui entre et sort de votre corps. Concentrez-vous sur le rythme de votre respiration et les sensations physiques qu'elle produit dans votre poitrine et votre ventre. Cette technique réduit l'anxiété et améliore la concentration, ce qui vous fait vous sentir paisible et ancré.

3. Méditation par balayage corporel.

Un scan corporel est une activité de pleine conscience qui vous permet de vous reconnecter avec vos sensations physiques et de réduire le stress. Commencez par vous asseoir ou vous reposer dans une position confortable. Fermez les yeux et concentrez votre attention sur votre corps. Commencez par vos orteils et remontez progressivement, en vous concentrant sur chaque zone du corps. Remarquez toute tension ou inconfort à cet endroit et respirez pour l'aider à se détendre. Cette technique vous permet de rester ancré et concentré, ce qui réduit le stress et augmente la conscience émotionnelle.

CHAPITRE 8 : SURMONTER LES BLOCAGES MENTAUX PAR LA MÉDITATION

La vie est remplie de problèmes qui peuvent causer des barrières mentales, limitant notre capacité à aller de l'avant avec confiance et clarté. Qu'il s'agisse de la peur, du doute de soi ou du poids des transitions de la vie, ces barrières psychologiques peuvent nous maintenir liés dans des cycles d'indécision, de tension et de frustration. Heureusement, la méditation fournit un remède puissant à ces barrières mentales. Il offre un moyen d'apaiser l'esprit et une technique pour affronter et transformer les peurs et les doutes qui nous paralysent souvent.

Ce chapitre examine comment la méditation peut vous aider à briser les barrières mentales, à vaincre la peur et l'anxiété et à développer un état d'esprit plus confiant et plus résilient. Nous passerons également en revue des stratégies pratiques pour utiliser la méditation tout au long des changements importants de la vie, tels que le passage à l'emploi ou le fait de devenir parent. Comprendre le lien critique entre la méditation et la lutte contre les obstacles mentaux vous fournira un nouvel arsenal pour développer la force émotionnelle, la clarté et la confiance en soi.

La peur et l'anxiété sont des réponses naturelles aux menaces perçues. Ils ont développé des stratégies de survie qui nous aident à échapper au mal. Cependant, dans la vie moderne, ces sensations sont souvent déclenchées par des menaces non immédiates, telles que le stress au travail, les contextes sociaux ou les problèmes d'échec interne. Si la peur peut être bénéfique en nous incitant à prendre des mesures essentielles, elle peut aussi être paralysante lorsqu'elle est disproportionnée par rapport à la menace réelle.

La méditation est une technique transformatrice qui peut vous aider à aborder et à surmonter ces obstacles mentaux. L'un des avantages non négligeables de la méditation est sa capacité à séparer vos pensées et vos réactions. En calmant l'esprit et en vous permettant d'examiner vos pensées sans jugement, vous pourrez choisir votre réponse plutôt que d'être submergé par des réponses émotionnelles automatiques.

Affronter la peur grâce à la conscience consciente

La méditation régulière vous aide à prendre conscience de vos propres expériences intérieures. Cette prise de conscience vous permet de reconnaître quand la peur se produit et d'en rechercher la source. La peur est-elle basée sur la réalité, ou s'agit-il d'une réaction excessive à une

Résultat imaginé ? La méditation vous permet de reconnaître votre peur sans y être attaché. Cette méthode d'observation consciente diminue l'intensité de votre peur, vous permettant de prendre du recul et de faire des choix plus raisonnables et plus confiants.

Par exemple, supposons que vous vous prépariez à une présentation à enjeux élevés au travail. La peur de l'échec, du jugement ou de faire une erreur peut survenir. La méditation vous permet de prendre du recul par rapport à l'inquiétude et de la reconnaître sans lui permettre de vous contrôler. Vous pouvez respirer profondément, vous calmer et recadrer la situation en mettant l'accent sur l'opportunité plutôt que sur ce qui pourrait mal tourner. La méditation vous donne la clarté mentale nécessaire pour affronter la peur calmement et avec confiance.

Techniques de relaxation pour réduire l'anxiété.

La méditation comprend plusieurs stratégies pour calmer le système nerveux et réduire l'anxiété. L'une des méthodes les plus efficaces est la relaxation musculaire progressive, qui consiste à détendre progressivement chaque groupe musculaire. En vous concentrant et en relâchant intentionnellement la tension dans votre corps, vous engagez votre système nerveux parasympathique, ce qui favorise la relaxation et contrecarre les effets physiologiques de l'inquiétude. Cela vous aide à passer de la peur au calme,

Minimiser les préoccupations qui pourraient fausser votre jugement et votre confiance.

De plus, la méditation axée sur la respiration peut vous aider à gérer l'anxiété en temps réel. Lorsqu'il est confronté à une circonstance stressante, la réaction naturelle de votre corps est généralement une respiration superficielle et rapide. Cela augmente les émotions d'anxiété et altère votre capacité de raisonnement. Une respiration lente et profonde active la réponse de relaxation de votre corps, vous permettant de reprendre le contrôle de vos inquiétudes et de retrouver la paix.

Plus vous pratiquez la méditation fréquemment, plus il vous sera facile d'accéder à ce sentiment de paix en période de tension ou de panique. Votre réaction à la peur et à l'anxiété diminuera progressivement, ce qui vous procurera une résilience émotionnelle et une clarté mentale accrues.

DOUTE DE SOI ET MÉDITATION

Recadrer les pensées négatives

Le doute de soi est un obstacle mental clé que de nombreuses personnes rencontrent, en particulier lorsqu'elles cherchent à s'améliorer personnellement ou à progresser dans leur carrière. Il peut vous paralyser, vous empêcher de prendre des risques ou de saisir des chances.

À l'inverse, la méditation est un outil efficace pour recadrer les pensées négatives et les idées auto-limitatives qui contribuent à l'incertitude.

La méditation : un outil pour recadrer le discours intérieur négatif

Reconnaître et traiter les pensées négatives qui nourrissent le doute de soi est l'une des premières étapes pour le conquérir. La méditation peut vous aider à identifier ces schémas de pensée sans y être lié. En examinant vos idées objectivement, vous pouvez vous rendre compte que vous n'êtes pas vos pensées. Les pensées sont des expériences mentales transitoires qui ne définissent pas qui vous êtes.

La méditation de pleine conscience vous permet de prendre conscience du moment où le doute de soi émerge. Des voix intérieures critiques peuvent vous dire que vous n'êtes pas assez bon, assez capable ou digne de réussir. Plutôt que de croire à ces croyances, la méditation vous permet de faire une pause et de les analyser. Sont-ils fondés sur des faits ou découlent-ils de croyances de longue date ?

Le doute de soi est souvent causé par des expériences antérieures ou des messages d'autres personnes que nous avons acceptés comme exacts. La méditation vous permet d'observer ces pensées sans porter de jugement, ce qui vous donne la possibilité de les combattre activement. En continuant cette technique, vous remarquerez un décalage dans votre pensée. Vous remplacez la voix du doute par l'affirmation de vos talents et de vos capacités.

Par exemple, au lieu de penser : « Je ne suis pas assez bon pour ce travail », vous pourriez utiliser la méditation pour le recadrer comme suit : « Je suis capable d'apprendre de nouvelles compétences et j'ai la force de surmonter les défis. » Ce changement d'attitude peut considérablement renforcer votre estime de soi et votre confiance.

Développer une image de soi positive grâce à la méditation.

La méditation fournit également des stratégies pratiques pour développer une image de soi saine. Les exercices de visualisation, par exemple, vous permettent de vous voir réussir dans plusieurs domaines de la vie. Ces exercices mentaux ne sont pas destinés à instiller de fausses illusions, mais à renforcer le sentiment que la réalisation est réalisable. La méditation vous permet de développer des images mentales vivantes de vous-même en train d'atteindre vos objectifs en toute confiance, ce qui aide à recâbler votre subconscient pour réussir.

Les affirmations sont un autre outil précieux dans la méditation pour lutter contre le doute de soi. La répétition d'affirmations positives, telles que « Je suis digne de succès » ou « Je suis capable et résilient », peut recâbler votre cerveau et changer votre perspective. Au fil du temps, ces affirmations deviennent intériorisées, ce qui vous permet de vous libérer de l'emprise du doute de soi et de le remplacer avec un sens plus fort de l'estime de soi.

COMMENT MÉDITER PENDANT LES CHANGEMENTS DE VIE

Rester confiant pendant les transitions

Les transitions de vie, qu'elles soient personnelles, professionnelles ou relationnelles, peuvent être parmi les moments les plus stressants et les plus incertains de notre vie. Les transitions, comme le fait de commencer un nouvel emploi, de devenir parent ou de mettre fin à une relation importante, peuvent causer de l'incertitude et du doute de soi. À l'inverse, la méditation peut être une technique précieuse pour maintenir votre confiance et votre équilibre émotionnel pendant ces périodes difficiles.

La méditation pendant la transition de carrière

Changer d'emploi ou commencer une nouvelle carrière peut être une expérience à la fois excitante et intimidante. Au cours de ces transitions, vous pouvez souffrir du syndrome de l'imposteur, de la peur de l'échec ou des inquiétudes quant à votre réussite future. La méditation peut être un facteur stabilisateur, vous permettant de rester concentré sur vos objectifs et de maintenir un sentiment de confiance même lorsque le chemin à suivre semble incertain.

La pratique régulière de la pleine conscience peut vous aider à développer votre patience et votre résilience face au changement. La méditation vous permet de répondre délibérément aux difficultés plutôt que de réagir impulsivement, ce qui vous permet de prendre des décisions claires tout en gardant votre esprit calme et clair. La méditation réduit également votre peur de l'échec, ce qui vous permet d'aborder de nouvelles possibilités avec une mentalité de développement et le courage d'apprendre de chacune.

Méditations pour les parents

La parentalité présente des défis uniques, et il est facile de se sentir submergé par les devoirs de s'occuper des enfants, de concilier le travail et de gérer sa vie personnelle. Les parents perdent souvent leur sens de soi au cours de ce processus, ce qui entraîne du stress et de l'épuisement. La méditation pourrait vous aider à retrouver l'équilibre et le calme intérieur pendant ces moments difficiles.

Les parents peuvent créer un espace mental pour respirer, réfléchir et se centrer en méditant pendant quelques minutes par jour. Cette pratique peut vous aider à gérer vos responsabilités parentales avec plus de patience, de stabilité émotionnelle et de confiance. La méditation permet aux parents de faire une pause, de se rafraîchir et de se recentrer sur leurs enfants avec un esprit plus clair et un point de vue équilibré.

Créez un « mantra de confiance » et intégrez-le dans votre pratique de la méditation.

La création d'un mantra de confiance est une approche pratique pour renforcer l'estime de soi grâce à la méditation.

Un mantra est un mot, une phrase ou une affirmation que vous répétez pendant la méditation pour vous aider à concentrer votre esprit et à renforcer les bonnes attitudes. Votre mantra doit vous connecter profondément et renforcer l'état d'esprit que vous souhaitez construire.

Voici comment construire un mantra de confiance :

1. Identifiez vos points forts. Considérez les attributs qui vous rendent confiant et capable. Il peut s'agir de résilience, d'adaptabilité, d'intelligence ou de compassion.

2. Formulez votre mantra : faites une déclaration positive représentant ces caractéristiques. Des exemples d'affirmation de soi incluent « Je suis digne de succès ».

a « J'ai la force de surmonter n'importe quel obstacle. » a « J'ai confiance en mes capacités à créer la vie que je désire. »

3. Incorporez le mantra dans votre méditation : Asseyez-vous confortablement et concentrez-vous sur la respiration. Après quelques minutes de respiration attentive, répétez tranquillement votre mantra. Sentez les mots résonner dans tout votre corps et votre esprit. Autoriser l'option

mantra pour vous ramener à l'instant présent chaque fois que votre esprit vagabonde.

4. Intégrez cette pratique à votre routine quotidienne. Au fil

du temps, votre mantra vous servira d'ancre, vous permettant de vous recentrer et d'améliorer votre confiance lors des moments de doute.

La méditation est une stratégie efficace pour surmonter les blocages mentaux tels que la peur, le doute de soi et l'incertitude. La méditation régulière peut vous aider à développer votre résilience émotionnelle, une image positive de vous-même, ainsi que la clarté mentale et la confiance nécessaires pour faire face rapidement aux problèmes de la vie. Vous pouvez surmonter les idées limitantes et devenir une version plus confiante de vous-même en pratiquant l'observation attentive, en recadrant les pensées négatives et en adoptant des techniques telles que les mantras et les affirmations.

PARTIE III : COMBINER LE SOMMEIL ET LA MÉDITATION POUR LIBÉRER VOTRE VÉRITABLE POTENTIEL

CHAPITRE 9 : LE SOMMEIL ET LA MÉDITATION ENSEMBLE : UNE COMBINAISON DE PUISSANCE POUR LA CONFIANCE

Dans leur quête d'amélioration de soi et d'une confiance accrue, de nombreuses personnes se concentrent sur un seul élément de leur bien-être à la fois, comme le sommeil, la méditation ou toute autre pratique visant à améliorer la santé mentale. Cependant, une approche plus pratique combine le sommeil et la méditation pour créer un impact synergique qui stimule la croissance personnelle. Le concept est simple mais puissant : lorsqu'ils sont correctement intégrés, le sommeil et la méditation peuvent renforcer les avantages de l'autre et vous aider à développer un sentiment plus fort de confiance, de clarté et de résilience émotionnelle.

Ce chapitre examinera comment fonctionnent le sommeil et la méditation

Ensemble pour créer une alliance puissante qui vous aidera à atteindre votre potentiel le plus important. Vous découvrirez comment ces activités se complètent et se renforcent mutuellement, créant ainsi une base idéale pour le développement personnel. De plus, nous discuterons de la façon de créer une séquence de méditation sur le sommeil sur mesure pour tirer le meilleur parti des deux pratiques. Enfin, une étude de cas réelle montrera comment cette stratégie globale peut améliorer votre santé et vos performances dans un cadre personnel et professionnel.

COMMENT LE SOMMEIL ET LA MÉDITATION FONCTIONNENT EN TANDEM

Pour bien comprendre comment le sommeil et la méditation peuvent fonctionner ensemble, vous devez examiner comment chaque pratique affecte votre corps et votre esprit séparément. Le sommeil et la méditation sont tous deux essentiels au maintien d'un fonctionnement cérébral sain, au bien-être émotionnel et au développement personnel. Cependant, ils ont un impact distinct sur nous. Leur combinaison crée une boucle de rétroaction qui aide à la récupération, à la recharge et à la force mentale à long terme.

Le sommeil est le fondement de la santé mentale.

Le sommeil est bien plus qu'un simple repos ; C'est un processus nécessaire

dans lequel le cerveau et le corps réparent, traitent les émotions et solidifient les souvenirs. Lorsque nous n'en avons pas assez, ou lorsque la qualité de notre sommeil est mauvaise, nous éprouvons des problèmes cognitifs et émotionnels. La privation de sommeil a été liée à une série de problèmes, notamment une diminution de la clarté mentale, une mauvaise prise de décision, des fluctuations émotionnelles et une altération de la fonction immunologique. Au fil du temps, le manque de sommeil peut entraver votre capacité à vous concentrer, à prendre des décisions et à négocier les exigences de votre vie quotidienne. Ces impacts peuvent considérablement nuire à votre confiance en réduisant votre énergie et votre concentration.

La méditation est la clé de la résilience émotionnelle.

La méditation, en revanche, améliore la clarté mentale, l'équilibre émotionnel et réduit le stress. C'est une pratique qui favorise la pleine conscience, c'est-à-dire le fait d'être présent dans le moment présent, tout en réduisant le bruit des pensées négatives qui peuvent fausser le jugement. C'est une technique efficace de contrôle émotionnel, qui vous permet de rester calme et concentré face aux problèmes de la vie. Il a été démontré que la méditation réduit l'anxiété, favorise la conscience de soi et améliore la stabilité émotionnelle, ce qui est directement lié à une augmentation de l'estime de soi.

Combiner les deux : l'effet synergique

Lorsque vous mélangez le sommeil et la méditation, vous utilisez leurs avantages pour créer une synergie puissante. La méditation prépare votre corps et votre esprit au sommeil en réduisant les tensions, en calmant le système nerveux et en augmentant la relaxation. Il vous détend avant le coucher, ce qui facilite l'endormissement et permet d'atteindre des stades de sommeil plus profonds et plus réparateurs.

En revanche, un bon sommeil améliore l'efficacité de vos séances de méditation. Un cerveau bien reposé est plus éveillé et plus sensible à la méditation, ce qui facilite l'atteinte de la pleine conscience et le recadrage des schémas de pensée nuisibles. Une bonne nuit de sommeil renforce les parties du cerveau impliquées dans le contrôle émotionnel, la mémoire et la prise de décision, ce qui vous permet de méditer plus efficacement et plus clairement.

Lorsque vous donnez la priorité aux deux pratiques, vous établissez une boucle de rétroaction positive. La méditation augmente l'efficacité du sommeil tout en améliorant la qualité du sommeil. Cela conduit à une résilience mentale accrue, à des niveaux de stress plus faibles, à un meilleur bien-être émotionnel et à une plus grande confiance en vous.

CRÉEZ VOTRE RITUEL DE MÉDITATION SUR LE SOMMEIL

Maintenant que nous avons établi le lien significatif entre le sommeil et la méditation, nous allons apprendre à incorporer ces deux pratiques dans un rituel cohérent. Cette approche étape par étape vous montrera comment créer une pratique de méditation du sommeil personnalisée qui vous laissera calme, équilibré et confiant.

1. Créez un horaire de sommeil cohérent.

L'établissement d'une routine nocturne cohérente est la première étape pour améliorer votre pratique de la méditation du sommeil. Ce régime favorise une bonne hygiène du sommeil et signale à votre corps qu'il est temps de se détendre. Se coucher et se lever à l'heure exacte chaque jour aide à réguler l'horloge interne de votre corps (rythme circadien), ce qui facilite l'endormissement et le réveil frais.

La cohérence est cruciale ici : en s'en tenant à un horaire de sommeil défini, votre corps apprendra à corréler des indices spécifiques (tels que l'heure de la journée ou des actions particulières que vous prenez) avec le sommeil. Cela prépare votre esprit et votre corps à se détendre, ouvrant la voie à l'étape suivante : la méditation.

2. Établissez une routine de méditation avant de dormir

Une fois que vous avez créé un rythme de sommeil, il est temps d'intégrer la méditation dans votre routine avant de dormir. Méditer avant de se coucher est une excellente méthode pour se détendre des tensions de la journée, se vider les pensées et s'endormir paisiblement. Voici comment mettre en place une pratique efficace de méditation avant de dormir :

Sélectionnez un réglage confortable. Créez un environnement calme et tranquille où vous pouvez vous asseoir ou vous allonger confortablement. Tamisez les lumières et, si nécessaire, appliquez des parfums apaisants (comme la lavande) pour favoriser la relaxation.

Pratiquez la respiration profonde. Commencez votre méditation par une respiration profonde et délibérée. Concentrez-vous sur la respiration profonde par le nez, en retenant pendant un certain temps, puis en expirant lentement par la bouche. Cette respiration profonde active le système nerveux parasympathique, qui provoque la réaction de relaxation naturelle du corps.

Méditation par balayage corporel : Pour commencer, scannez mentalement votre corps et identifiez les points de tension. En respirant profondément, imaginez relâcher la tension dans chaque partie du corps, en commençant par vos orteils et en remontant vers votre tête. Cela détend le corps et vous aide à concentrer votre esprit, ce qui rend plus facile l'abandon des pensées indésirables.

Visualisations : Imaginez un paysage paisible, comme une plage placide, une forêt tranquille ou une prairie tranquille. Concentrez-vous sur les nuances sensorielles de l'environnement, telles que le bruit des vagues, l'arôme du pin frais ou la chaleur du soleil. La visualisation détend l'esprit en concentrant votre attention sur une image positive, réduisant ainsi l'encombrement mental qui perturbe fréquemment le sommeil.

Utilisez des affirmations ou des mantras avant le coucher pour stimuler la positivité et la confiance. Par exemple, vous pouvez répéter un mantra tel que « Je suis calme, capable... et en paix ». Ces affirmations favorisent la stabilité émotionnelle et vous aident à vous sentir ancré pendant que vous dormez.

3. La pleine conscience pendant le sommeil

Pendant le sommeil, votre corps et votre esprit continuent de traiter les informations et les émotions. La méditation ne s'arrête pas une fois que vous fermez les yeux. Pratiquer la pleine conscience pendant le sommeil peut améliorer la capacité de votre cerveau à récupérer, à se reposer et à comprendre les événements de la journée. Faites attention à votre respiration et à votre corps pendant que vous vous endormez. Si votre esprit vagabonde ou si vous devenez nerveux, recentrez doucement votre attention sur votre respiration.

Comment un professionnel occupé a amélioré son équilibre entre vie professionnelle et vie privée grâce à cette approche holistique

Pour démontrer les bienfaits de la combinaison du sommeil et de la méditation, prenons l'exemple de Sarah, une jeune professionnelle qui a du mal à intégrer les exigences de son entreprise, de sa vie personnelle et de sa santé. Comme beaucoup d'autres personnes dans sa position, Sarah jonglait avec une profession exigeante, une famille qui s'agrandissait et d'innombrables devoirs personnels. En conséquence, elle se sentait souvent dépassée, stressée et épuisée à la fin de la journée.

Les problèmes de Sarah étaient exacerbés par ses mauvaises habitudes de sommeil. Elle avait du mal à s'endormir, se couchant souvent tard pour finir de travailler ou regarder la télévision, et avait du mal à rester endormie toute la nuit. Son manque de sommeil réparateur l'a laissée épuisée, ce qui a eu un impact sur sa confiance, sa productivité et sa santé mentale.

Sarah a voulu changer après avoir entendu parler des avantages de combiner sommeil et méditation lors d'un événement de bien-être. Elle a commencé à pratiquer un rituel de méditation du sommeil réglementé. Tout d'abord, elle s'est fixée une heure de coucher cohérente et s'est engagée à se coucher à la même heure tous les soirs. Elle a supprimé tous les

appareils électroniques de sa chambre, éteignaient les écrans une heure avant le coucher et créaient une atmosphère agréable.

Ensuite, elle a commencé à inclure une courte routine de méditation avant de dormir. Elle a utilisé des méthodes de respiration profonde et un scanner corporel pour se détendre après une longue journée. Elle a également utilisé la visualisation et les affirmations pour promouvoir la paix et la clarté avant de s'endormir.

Peu à peu, Sarah a commencé à remarquer des changements significatifs. Elle pourrait s'endormir plus rapidement et rester endormie toute la nuit. La qualité de son sommeil s'est considérablement améliorée, ce qui lui a permis de se sentir plus rafraîchie et plus énergique le matin. Sa clarté mentale s'est améliorée, ce qui lui a permis d'augmenter sa concentration et sa productivité au travail. La réduction du stress et de l'anxiété lui a permis de faire face aux problèmes avec une force émotionnelle accrue.

Sarah a également ressenti un regain considérable de confiance en elle. La combinaison d'un excellent sommeil et de la méditation lui a permis d'aborder son travail et sa vie personnelle de manière positive et proactive. Elle se sentait mieux préparée à faire face aux exigences de son travail, à faire preuve de discernement et à maintenir un meilleur équilibre entre le travail et la vie personnelle.

Sarah a amélioré sa vie grâce à une combinaison de sommeil et de

méditation. Elle a développé un meilleur contrôle sur sa

santé mentale et émotionnelle, ce qui lui a permis de prendre plus confiance en sa vie personnelle et professionnelle. Cette étude de cas indique comment une stratégie holistique, qui inclut à la fois le sommeil et la méditation, peut avoir un impact significatif sur votre bien-être global.

CHAPITRE 10 : NAVIGUER DANS LES DÉFIS DE LA VIE AVEC LE SOMMEIL RÉPARATEUR ET LA MÉDITATION

La vie est un voyage plein de transformations inattendues, d'obstacles et de moments qui mettent à l'épreuve notre courage. Qu'il s'agisse d'une perte d'emploi, d'un divorce, de la naissance d'un enfant ou simplement du stress de jongler entre une carrière exigeante et les obligations familiales, ces obstacles peuvent miner notre confiance en nous. Pendant une crise, nous sommes souvent tendus émotionnellement, psychologiquement et physiquement, ce qui laisse peu de place aux soins personnels ou à la croissance personnelle. Cependant, il existe une combinaison puissante qui peut nous aider non seulement à survivre à ces tempêtes, mais aussi à en sortir plus substantiels et plus confiants : le sommeil réparateur et la méditation.

Dans ce chapitre, nous examinerons comment le sommeil et la méditation fonctionnent ensemble pour vous garder ancré, calme et concentré tout au long de la transition et de la tourmente. Que vous soyez aux prises avec une perte personnelle, un changement d'emploi ou le stress de jongler entre le travail et la vie de famille, ces pratiques vous offrent le soutien mental et émotionnel dont vous avez besoin pour établir et

Maintenir la confiance dans les circonstances les plus difficiles.

LA CONFIANCE EN CRISE

Garder les pieds sur terre et avoir confiance pendant les transitions de la vie

Les transitions de la vie peuvent être accablantes, en particulier celles associées au stress, à la tristesse ou à l'incertitude. Les pertes d'emploi, les divorces, les problèmes de santé et d'autres événements importants de la vie suscitent souvent une forte réponse émotionnelle, nous laissant un sentiment d'insécurité, de doute et d'incertitude quant à l'avenir. Ces changements physiques et mentaux peuvent également modifier les habitudes de sommeil, ce qui rend plus difficile de penser clairement ou de prendre des décisions en toute confiance.

Les effets du stress sur la confiance

Notre corps et nos pensées se mettent souvent en « combat ou en fuite » lorsqu'ils sont confrontés à une crise. Les hormones de stress telles que le cortisol inondent notre corps, ce qui rend difficile la relaxation, la concentration ou la pensée critique. Ce niveau élevé de stress peut entraîner des troubles du sommeil, de l'anxiété et des schémas de pensée négatifs qui sapent notre confiance. Les sentiments d'accablement, d'impuissance et de peur peuvent nuire à notre jugement de nous-mêmes et de nos talents.

C'est là que la combinaison du sommeil réparateur et de la méditation est tout à fait bénéfique. Les deux activités atténuent les effets néfastes du stress en établissant une base pour l'équilibre émotionnel et la clarté mentale. Plus vos habitudes de sommeil et de méditation sont constantes et efficaces, plus vous serez prêt à affronter avec confiance les transitions de vie les plus difficiles.

Sommeil et méditation : ancrages émotionnels

Le sommeil réparateur est crucial pour le contrôle émotionnel, car il vous permet de restaurer et de rajeunir physiquement, cognitivement et émotionnellement. Pendant le sommeil, le cerveau analyse les émotions, consolide les souvenirs et récupère du stress de la vie quotidienne. Sans un sommeil adéquat, vous êtes plus sensible aux effets néfastes du stress et votre confiance peut diminuer. En revanche, se reposer suffisamment vous permet de mieux réguler vos émotions, de penser clairement et de prendre des décisions en toute confiance.

À l'inverse, la méditation est une technique qui aide votre esprit à rester calme, concentré et concentré. Cela vous permet de rester dans le moment présent, en réduisant la tendance à vous attarder sur les erreurs passées ou les angoisses futures. L'intégration de la méditation dans votre routine renforce votre état d'esprit

la résilience, qui vous permet de gérer le stress plus efficacement. La méditation peut vous aider à atteindre l'équilibre émotionnel, à réduire l'anxiété et à améliorer votre capacité à rester ancré face à l'adversité.

Le sommeil et la méditation travaillent ensemble pour offrir un ancrage émotionnel fort. La méditation prépare votre esprit au repos, tandis que le sommeil guérit et rajeunit votre corps. Ensemble, ils forment une base solide qui favorise la résilience émotionnelle et la confiance au milieu des transitions de la vie.

ÉQUILIBRER LA PARENTALITÉ, LE TRAVAIL ET LES SOINS PERSONNELS

Comment le sommeil et la méditation peuvent restaurer votre énergie et votre confiance

De nombreuses personnes, en particulier les parents et les professionnels soucieux de leur carrière, équilibrent plusieurs devoirs et responsabilités dans le monde en évolution rapide d'aujourd'hui. La pression continuelle de bien performer au travail, de prendre soin des membres de la famille et de maintenir votre bien-être personnel peut vous laisser épuisé, stressé et aliéné. Dans ces conditions, il est facile de négliger la valeur des soins personnels, ce qui entraîne un épuisement professionnel, une diminution des performances et une perte de bien-être général.

Le défi de prendre soin de soi au milieu des exigences de la vie

Trouver un équilibre entre les responsabilités d'élever les

enfants et de maintenir une vie professionnelle et sociale peut être particulièrement difficile pour les parents. Les nuits blanches, les nombreuses interruptions et la pression émotionnelle nuisent à la santé mentale, entraînant souvent des sentiments d'inadéquation, de stress et d'épuisement professionnel. De même, les professionnels travaillent souvent de longues heures, faisant passer les devoirs et les échéances avant les besoins personnels. Cela laisse peu de possibilités de repos, de réflexion ou de détente.

Sans un repos physique et psychologique adéquat, il devient de plus en plus difficile de maintenir la confiance et l'efficacité dans vos rôles. Les exigences concurrentes de votre profession et de votre vie de famille peuvent vous submerger, provoquant du stress, de la colère et du doute de soi.

Comment le sommeil et la méditation peuvent rétablir l'équilibre

Le sommeil et la méditation peuvent vous aider à trouver un équilibre en apportant un soutien indispensable à votre corps et à votre esprit. Un horaire de sommeil cohérent régule votre cycle circadien, ce qui se traduit par un sommeil plus réparateur et plus profond. Lorsque vous privilégiez le sommeil, vous vous donnez plus d'énergie et de clarté pour faire face aux défis de la vie. Un sommeil réparateur augmente la fonction cognitive, la mémoire et les capacités de prise de décision

nécessaire à la réussite parentale et à l'avancement professionnel.

La méditation, quant à elle, favorise la gestion du stress et la résilience émotionnelle. Il offre des vacances mentales loin du stress de la vie quotidienne, vous permettant de découvrir des moments de calme et de concentration. Même au milieu du chaos, vous pouvez rester calme et concentré en pratiquant la pleine conscience ou la méditation. La méditation vous aide à construire un bon point de vue ancré, ce qui renforce votre confiance dans tous les aspects de la vie.

Ces activités travaillent ensemble pour restaurer l'énergie et la clarté mentale dont vous avez besoin pour être le meilleur de vous-même au travail, à la maison et en vous-même. Un sommeil réparateur et une méditation régulière peuvent vous aider à développer la résilience émotionnelle nécessaire pour affronter les obstacles de la vie en toute confiance.

Pourquoi la confiance augmente lorsque nous donnons la priorité à la santé mentale

Le succès, qu'il soit professionnel, personnel ou les deux, est souvent considéré comme le résultat d'efforts acharnés, de détermination, de

et la discipline. Cependant, sans santé mentale, toutes les réalisations du monde peuvent sembler vides. Le stress, l'inquiétude et l'épuisement professionnel peuvent nuire à votre confiance, à votre productivité et à votre santé générale. La vérité est que le succès ne se limite pas à la réalisation d'objectifs extérieurs ; Il s'agit également de maintenir le calme intérieur et l'équilibre émotionnel.

Coûts cachés du stress et de l'anxiété

Lorsque le stress et l'anxiété s'installent, ils altèrent votre capacité à porter des jugements, à penser clairement et à agir de manière décisive. L'anxiété est particulièrement nuisible à la confiance parce qu'elle modifie votre perspective de vos capacités et de votre potentiel. Sous l'effet du stress, vous pouvez douter de vous-même, devenir trop prudent ou éviter complètement de prendre des risques.

Le sommeil et la méditation sont essentiels pour un succès sans stress, car ils aident à réduire l'anxiété, à calmer le système nerveux et à améliorer la régulation émotionnelle. Le sommeil réparateur jette les bases de la clarté mentale et des performances cognitives, tandis que la méditation vous permet de réguler et de faire face au stress de manière saine. Ces techniques peuvent réduire considérablement votre niveau de stress, vous donnant le courage d'affronter tout problème avec courage et calme.

Donner la priorité à la santé mentale en dormant régulièrement et en

La méditation vous permet d'avoir la force intérieure nécessaire pour faire face aux défis de la vie quotidienne tout en restant concentré sur vos objectifs. Avec cette base, votre confiance grandira et votre succès sera durable et significatif.

À RETENIR

Élaborer un « plan de transition de vie »

Pratiques de méditation et de sommeil pour les changements majeurs de la vie.

Maintenant que nous avons discuté de la façon dont le sommeil et la méditation peuvent vous aider à gérer les problèmes de la vie et à reprendre confiance, il est temps d'agir. En élaborant un « plan de transition de vie », vous pouvez vous assurer que vous êtes prêt à faire face à tout changement ou problème qui pourrait survenir. Cette approche comprendra des techniques de sommeil et de méditation pour vous aider à gérer le stress, à rester ancré et à gagner en confiance au milieu de transitions de vie importantes.

Étape 1 : Privilégiez le sommeil.

Créez une routine de sommeil cohérente pendant au moins 7 à 9 heures par nuit. Créez une routine de sommeil paisible qui indique à votre corps qu'il est temps de se reposer. Il peut s'agir de lire un livre, d'avoir un

bain chaud, ou faire des exercices de relaxation. Gardez les appareils électroniques hors de la chambre à coucher pour éviter les distractions et l'exposition à la lumière bleue.

Étape 2 : Commencez une pratique quotidienne de la méditation.

Consacrez au moins 10 à 15 minutes par jour à la méditation.

Commencez par des exercices de respiration simples ou une méditation de pleine conscience, puis introduisez progressivement des techniques telles que les scans corporels, la visualisation ou les affirmations. La méditation peut vous aider à être présent, calme et concentré au milieu des transitions de la vie.

Étape 3 : Élaborez un rituel pour les transitions majeures.

Élaborez un rituel de gestion du stress lorsque vous êtes confronté à un changement de vie important, comme une perte d'emploi, un divorce ou un déménagement dans un nouvel endroit. Cela pourrait inclure plus de séances de méditation, de tenir un journal ou de se concentrer sur des affirmations pour renforcer votre confiance. Le sommeil peut vous aider à vous détendre et à guérir émotionnellement.

Étape 4 : Demandez de l'aide au besoin.

Bien que le sommeil et la méditation soient des techniques efficaces, il est essentiel de reconnaître quand un soutien supplémentaire est nécessaire. La thérapie, les groupes de soutien et le coaching peuvent tous être des ressources précieuses pendant les transitions de la vie. N'ayez pas peur de demander

De l'aide quand vous en avez besoin.

Créez un plan de transition de vie qui comprend un sommeil réparateur et la méditation, et vous serez équipé pour naviguer en toute confiance dans toute transition importante. Ces techniques atténuent le stress et l'anxiété et jettent les bases de la résilience émotionnelle et de la croissance personnelle. Alors que vous faites face aux inévitables épreuves de la vie, n'oubliez pas que donner la priorité à la santé mentale et aux soins personnels renforcera votre confiance. Avec le sommeil et la méditation, vous pouvez faire face à toute transition avec force, clarté et un sentiment de confiance en soi revitalisé.

CHAPITRE 11 : DÉVELOPPER LA CONFIANCE À LONG TERME – MAINTENIR VOS NOUVELLES HABITUDES

Mettre en œuvre de nouvelles routines pour un temps limité est insuffisant lorsque l'on s'engage sur la voie de l'auto-amélioration. La véritable transformation se produit lorsque ces changements deviennent une partie intégrante de votre vie, lorsque les habitudes que vous avez développées sont maintenues, intégrées et pratiquées quotidiennement. Dans ce chapitre, nous allons voir comment faire en sorte que vos nouvelles routines de sommeil et de méditation restent afin que vous puissiez acquérir une confiance à long terme et progresser vers vos objectifs.

Ce chapitre expliquera comment rester engagé dans vos habitudes de sommeil et de méditation, suivre votre succès et comment votre confiance croissante aura un impact positif sur tous les aspects de votre vie. L'objectif est de vous fournir les outils, les techniques et l'état d'esprit nécessaires pour rendre ces habitudes permanentes, vous permettant d'atteindre une confiance durable et un succès à long terme.

COMMENT RESTER ENGAGÉ DANS VOTRE SOMMEIL ET VOTRE PRATIQUE DE LA MÉDITATION

Construire de la cohérence pour une confiance à long terme

Le maintien de la cohérence est l'un des aspects les plus difficiles du développement d'une nouvelle habitude. Nous avons tous de bonnes intentions lorsque nous commençons quelque chose de nouveau, mais la vie s'y met souvent. Qu'il s'agisse de pressions professionnelles, d'obligations familiales ou simplement des distractions de la vie quotidienne, il est facile de laisser votre pratique de la méditation ou votre rythme de sommeil passer entre les mailles du filet. Cependant, la persévérance est essentielle pour obtenir des changements significatifs à long terme dans votre vie. Sans cela, vous risquez de perdre votre progression et de revenir à votre point de départ.

Le pouvoir de la routine

La première étape pour atteindre la cohérence est de

développer une routine cohérente. Le sommeil et la méditation bénéficient tous deux de la cohérence : votre corps et votre esprit veulent de la structure et de la prévisibilité. Lorsque vous méditez à la même heure tous les jours et que vous donnez la priorité à votre sommeil en vous en tenant à une heure de coucher cohérente, vous signalez à votre esprit et à votre corps que ces activités sont essentielles. La constance est la pierre angulaire de la confiance à long terme.

Pour élaborer un horaire qui soutient vos nouvelles habitudes, examinez d'abord votre mode de vie et choisissez le moment optimal de la journée pour méditer et dormir. Cela peut prendre quelques essais et erreurs, mais une fois que vous avez trouvé un horaire qui vous semble naturel et durable, vos chances de succès à long terme monteront en flèche. Par exemple, vous pouvez méditer dès le matin pour établir le ton de la journée. De même, le fait de s'en tenir à une heure de coucher cohérente (même le week-end) permet à l'horloge interne de votre corps de se réinitialiser, ce qui se traduit par une meilleure qualité de sommeil.

Rendez vos pratiques non négociables

Une fois que vous avez formé un modèle, il est essentiel de voir ces habitudes comme incassables. La vie apportera toujours des problèmes et des distractions, mais il est crucial de donner la priorité à votre temps de sommeil et de méditation comme s'il s'agissait d'une réunion ou d'un engagement essentiel. Planifiez votre temps de méditation et de sommeil comme n'importe quel autre devoir professionnel ou personnel. Faites de ces activités une priorité plutôt que quelque chose à « intégrer » lorsque vous avez le temps.

Le suivi de vos progrès est une excellente approche pour rester engagé. Tenir un journal de vos

La méditation quotidienne et les pratiques de sommeil vous aideront à rester sur la bonne voie tout en vous rappelant votre engagement. Au fil du temps, vous verrez comment ces routines améliorent votre état émotionnel, votre prise de décision et votre bien-être général, soulignant l'importance de maintenir la cohérence.

Surmonter les revers

La vie est imprévisible, et vous sauterez sans aucun doute une séance de méditation ou aurez du mal à dormir. Il est essentiel de reconnaître que les revers sont naturels et font partie du processus. L'astuce est d'éviter de laisser ces déboires perturber votre développement. Lorsque vous faites une erreur, il suffit de réinitialiser votre pratique sans vous juger ni culpabiliser. Reconnaissez que la constance n'est pas une question de perfection, mais de retour sur la bonne voie chaque fois que vous déviez de la piste.

En vous donnant de la grâce dans ces moments-là et en vous concentrant sur les avantages à long terme, vous développerez la force mentale et la résilience nécessaires pour vous en tenir à vos habitudes.

SUIVI DE VOS PROGRÈS

Utiliser des journaux, des applications ou un simple carnet pour mesurer les changements émotionnels et améliorer le sommeil et la pleine conscience

Le suivi de votre succès est essentiel pour maintenir vos nouveaux comportements. Il vous donne des preuves factuelles de la façon dont la méditation et le sommeil ont amélioré votre vie, augmenté votre engagement et offert des incitations à long terme. Que vous utilisiez un journal physique, une application ou un bloc-notes de base, la surveillance mesure efficacement les changements émotionnels, les améliorations cognitives et les changements physiques de vos habitudes de sommeil.

Tenir un journal pour l'autoréflexion

La tenue d'un journal est un moyen fantastique de réfléchir aux changements émotionnels et mentaux que vous avez vécus grâce à vos routines de méditation et de sommeil. Après chaque journée, prenez quelques minutes pour griffonner vos pensées, vos sentiments et vos nouvelles découvertes. La méditation vous a-t-elle aidé à rester calme et concentré tout au long d'une journée de travail mouvementée ? Vous êtes-vous réveillé en vous sentant plus frais et revigoré que d'habitude ? Ces observations simples vous permettront de suivre les progrès de votre résilience émotionnelle, de votre clarté et de votre confiance au fil du temps.

En plus de la tenue d'un journal quotidien, il est bénéfique d'évaluer votre état mental et la qualité de votre sommeil chaque semaine ou chaque mois. Recherchez des modèles ou des tendances qui indiquent une amélioration et des endroits où votre routine pourrait avoir besoin d'être ajustée. Pour

Par exemple, si vous vous rendez compte que la qualité de votre sommeil a diminué ou que vous ressentez un stress plus élevé malgré la méditation, il est peut-être temps de changer votre programme.

Applications pour suivre le sommeil et la méditation

Si vous préférez une approche plus réglementée ou technologique, diverses applications peuvent vous aider à surveiller vos habitudes de sommeil et de méditation. Ces applications peuvent fournir des informations précises sur vos habitudes de sommeil, la qualité de votre sommeil et la façon dont la méditation affecte votre humeur, votre anxiété et votre clarté mentale.

De nombreuses applications, telles que Headspace, Calm et Insight Timer, vous permettent de planifier des séances de méditation quotidiennes et de suivre vos progrès. De même, les applications de suivi du sommeil comme Sleep Cycle ou Pillow collectent des informations sur vos habitudes de sommeil, telles que le temps qu'il faut pour s'endormir, la fréquence à laquelle vous vous réveillez pendant la nuit et la qualité de votre sommeil profond. Ces informations peuvent vous aider à découvrir les points à améliorer et à apporter des changements à votre hygiène et à vos pratiques de sommeil.

Mesurer les changements émotionnels et les progrès de la pleine conscience

En plus de documenter vos statistiques physiques de sommeil, mesurez les changements émotionnels qui se produisent avec

La méditation fréquente est essentielle. Envisagez de tenir un journal de pleine conscience, où vous pouvez enregistrer des moments spécifiques de pleine conscience tout au long de la journée. Vous avez remarqué être plus présent lors d'une réunion ? Avez-vous constaté une amélioration de votre patience avec vos enfants ou vos collègues de travail ? Ces petites victoires sont des indicateurs essentiels de votre succès et peuvent renforcer les impacts bénéfiques de vos nouveaux comportements.

Comment votre confiance retrouvée affectera tout dans votre vie

Au fur et à mesure que vous développez une confiance à long terme grâce à la méditation continue et aux habitudes de sommeil, vous découvrirez quelque chose de remarquable : votre confiance accrue s'étendra au-delà de votre vie personnelle et professionnelle. Cela aura un impact inattendu sur tous les aspects de votre vie.

Amélioration des relations

La confiance ne se limite pas à ce que vous ressentez pour vous-même ; Cela influence également la façon dont vous interagissez avec les autres. Au fur et à mesure que votre confiance s'améliore, vos relations deviendront

plus satisfaisant. Vous aborderez vos relations avec plus de stabilité émotionnelle, moins de réactivité et une meilleure estime de vous-même. Que ce soit avec la famille, les amis ou les collègues, rester calme, présent et émotionnellement régulé peut renforcer vos liens et augmenter votre compréhension de la confiance et de la proximité.

Une plus grande réussite professionnelle

La confiance est également un facteur essentiel de réussite professionnelle. Au fur et à mesure que vous gagnez en confiance, vos performances au travail s'améliorent. Vous serez en mesure de faire de meilleurs jugements, de gérer les obstacles calmement et de communiquer clairement et de manière convaincante. La résilience mentale que vous acquérez grâce à la méditation et au sommeil vous permettra d'aborder votre travail avec plus de créativité, d'attention et de productivité, ce qui se traduira par une plus grande satisfaction au travail et une progression de carrière.

Amélioration de la santé physique

La santé mentale et la santé physique sont inextricablement liées. En privilégiant le sommeil et la méditation, vous remarquerez une réduction du stress, une réduction de la pression artérielle et un système immunitaire plus musclé. Cette amélioration de la santé physique augmentera votre confiance en vous faisant sentir plus énergique, capable et fort.

Fixez-vous des objectifs de confiance pour les 30 prochains jours et planifiez votre routine de méditation sur le sommeil pour les atteindre.

Maintenant que vous avez vu la valeur de la cohérence et du suivi des progrès, il est temps d'agir. Créons un plan de confiance de 30 jours pour vous garder concentré et motivé.

Étape 1 : Fixez-vous des objectifs de confiance.

Sélectionnez des objectifs de confiance spécifiques que vous souhaitez atteindre au cours des trente prochains jours. Il peut s'agir de votre profession, de vos relations, de votre santé ou de votre développement personnel. Assurez-vous que vos objectifs sont spécifiques, quantifiables et réalisables. Voici quelques exemples d'amélioration personnelle : • Parler avec confiance lors des réunions • Maintenir une habitude de sommeil constante de 7 à 8 heures par nuit • Méditer pendant 10 minutes chaque matin pour atténuer le stress • Développer la patience et l'équilibre émotionnel dans les relations personnelles.

Étape 2 : Planifiez votre routine de sommeil et de méditation.

Ensuite, élaborez un programme de méditation pour le sommeil qui correspond à vos objectifs. Déterminez quand vous allez méditer chaque jour (idéalement le matin ou le soir) et quelles techniques vous utiliserez. Déterminez vos habitudes de sommeil

et toutes les méthodes que vous utiliserez pour améliorer la qualité de votre sommeil (comme éviter les appareils avant de vous coucher, développer une routine de coucher paisible ou utiliser une application de suivi du sommeil).

Étape 3 : Suivez vos progrès.

Utilisez un journal ou une application pour suivre vos progrès au quotidien. Gardez une trace quotidienne de ce que vous ressentez émotionnellement, cognitivement et physiquement. Réfléchissez à vos triomphes et à vos défis à la fin de chaque semaine et apportez les ajustements nécessaires à votre emploi du temps.

Étape 4 : Célébrez vos gains

Célébrez vos succès à la fin des 30 jours, aussi mineurs soient-ils. Reconnaissez vos progrès et la confiance que vous avez développée. Considérez comment ces changements ont eu un impact sur d'autres aspects de votre vie et utilisez cet élan pour continuer à grandir et à vous étendre.

En vous en tenant à vos routines de sommeil et de méditation et en enregistrant votre amélioration, vous développerez une confiance à long terme dans tous les aspects de votre vie. Votre confiance accrue aura un impact positif sur vos relations, votre travail et votre santé physique, ce qui se traduira par un cycle à long terme de croissance et de réussite. N'oubliez pas que la confiance n'est pas une destination ; C'est un voyage. Et avec les bonnes habitudes en place, vous pouvez atteindre un succès à long terme.

Confiant en vous – Exploitez votre plein potentiel

Alors que nous approchons de la fin de ce voyage transformateur, il est temps de réfléchir aux effets significatifs qu'un meilleur sommeil et la méditation peuvent avoir sur votre vie. Cette approche ne se limite pas à dormir suffisamment et à méditer quotidiennement ; Il s'agit de jeter les bases d'une transformation à long terme de votre bien-être mental, émotionnel et physique. Il s'agit de découvrir la version confiante de vous-même qui a toujours été là mais qui a été cachée par le stress, le doute de soi ou un manque de repos.

À l'approche du chapitre suivant, cette conclusion vous rappelle jusqu'où vous êtes allé et vous inspire à poursuivre les activités qui modifient déjà votre vie.

Réfléchir à la transformation qui accompagne un meilleur sommeil et la méditation

Dans l'environnement trépidant d'aujourd'hui, il est facile de sous-estimer les bienfaits du sommeil et de la clarté mentale. Nous mettons souvent l'accent sur le travail, les responsabilités sociales et les distractions quotidiennes, mais nous ne voyons pas comment ces habitudes affectent notre santé physique et psychologique. Le voyage que vous avez fait dans ce livre – apprendre à accepter l'hygiène du sommeil et la méditation – a impliqué plus que la formation de nouvelles habitudes. Il s'agit de rétablir l'équilibre nécessaire pour prospérer dans toutes les facettes de votre vie.

Lorsque vous avez commencé ce processus, vous n'avez peut-être pas réalisé à quel point le sommeil et la méditation sont étroitement liés à votre confiance en vous. Se donner la permission de donner la priorité au repos et à la clarté mentale crée la base d'une résilience émotionnelle accrue, d'une pensée plus claire et d'une meilleure prise de décision. Un meilleur sommeil ne se limite pas à éviter la fatigue, et la méditation est plus qu'un simple moyen de se détendre. Ensemble, ces activités peuvent potentiellement révolutionner tout votre mode de vie. Ils vous aident à vous reconnecter avec votre vrai moi, à affiner vos objectifs et à reprendre le contrôle de votre présentation dans le monde.

Tout au long de ce livre, vous avez découvert comment le sommeil est étroitement lié au contrôle émotionnel, à la gestion du stress,

et la clarté mentale. Vous avez également examiné comment la méditation pourrait aider à réorganiser votre cerveau, à réduire l'anxiété et à améliorer votre capacité à être présent dans des situations difficiles. Les outils, les activités et les pratiques de ces chapitres offrent une feuille de route complète pour la croissance personnelle. Les compétences de méditation que vous avez apprises et les routines de sommeil pratiques sont des armes efficaces contre le doute de soi, la peur et l'accablement.

En mettant en œuvre ces pratiques, vous découvrirez que la confiance n'a pas à être insaisissable. Ce n'est pas quelque chose que vous devez poursuivre, mais qui est réalisé progressivement grâce à un effort conscient et aux bonnes habitudes. Lorsque vous dormez suffisamment et méditez régulièrement, votre confiance augmente naturellement. Vous gagnez en équilibre émotionnel, en résilience et en capacité d'affronter les obstacles de la vie avec une sérénité intérieure.

Comment développer votre confiance et améliorer votre vie en prenant soin de vous en permanence

Bien que vous ayez fait des progrès fantastiques tout au long de ce livre,

L'aventure ne s'arrête pas là. La phase suivante consiste à développer les bases que vous avez précédemment posées, en veillant à ce que ces habitudes soient durables et percutantes à long terme.

1. Établissez une routine de sommeil et de méditation cohérente.

Maintenant, vous avez certainement vu les avantages de l'hygiène du sommeil et de la méditation. La régularité est essentielle pour continuer à profiter de ces avantages.

S'engager régulièrement dans ces activités est la méthode la plus efficace pour s'assurer qu'elles s'enracinent dans votre style de vie. Il est facile de se laisser distraire ou de stresser, mais comme vous l'avez vu, donner la priorité à votre sommeil et à votre santé mentale vous rapportera toujours à long terme.

Comme pour toute habitude, il est essentiel de développer une routine qui fonctionne pour vous. Fixez-vous comme objectif d'aller au lit et de vous lever simultanément tous les jours. Tenez un carnet ou un journal pour suivre la qualité de votre sommeil et vos séances de méditation. Soyez conscient des distractions externes, telles que le temps passé devant un écran ou le travail tard le soir, qui peuvent interférer avec le sommeil. Lorsque vous parvenez à maintenir un rythme de sommeil et de méditation constant, vous améliorerez considérablement votre bien-être général. Vous vous sentirez moins fatigué, moins stressé et mieux équipé pour naviguer dans la vie avec confiance et clarté.

2. Améliorez votre pratique de la méditation.

Si vous débutez dans la méditation, envisagez d'apprendre

des techniques plus avancées. Au fur et à mesure que votre pratique progresse, vous pouvez essayer des séances plus longues ou des méthodes plus sophistiquées telles que la méditation d'amour bienveillant (pour la compassion), la méditation par balayage corporel (pour la conscience) ou les visualisations guidées (pour la planification d'objectifs et la réduction du stress). Ces pratiques peuvent améliorer la clarté et la concentration que la méditation procure, ainsi que vous aider à mieux vous connaître.

Vous pouvez également essayer des pratiques de pleine conscience, telles que manger en pleine conscience, marcher ou écouter. Lorsque la méditation est intégrée à votre routine quotidienne, elle peut avoir un impact significatif sur votre capacité à rester ancré, présent et confiant dans n'importe quel scénario. Plus vous pratiquez, plus il est facile de trouver le calme intérieur en période de stress, d'incertitude ou de difficultés.

3. Réfléchissez régulièrement à vos progrès.

La confiance à long terme exige une réflexion personnelle cohérente. Faites des pauses régulières pour réfléchir à vos progrès, que ce soit par le biais d'un journal, de la méditation ou de discussions avec des amis ou des mentors de confiance. Reconnaître les changements dans votre vie : comment vous devenez plus sûr de vous, comment vous vous améliorez

jugements, ou l'augmentation de votre résilience émotionnelle. Célébrer ces réalisations fait partie intégrante du processus, aussi modeste soit-il.

Incorporer la contemplation dans votre routine quotidienne ou hebdomadaire pourrait vous aider à vous concentrer sur vos objectifs. Cela peut également vous éclairer sur les endroits où vous devez apporter des modifications. Au fur et à mesure que votre pratique progresse, vous gagnerez en confiance de manière inattendue.

4. Élargissez vos horizons au-delà du sommeil et de la méditation.

Bien que le sommeil et la méditation soient au cœur de votre régime de soins personnels, des variables supplémentaires contribuent à la confiance à long terme. La nutrition, l'activité physique et le soutien social sont essentiels au bien-être mental et émotionnel. En intégrant vos routines de sommeil et de méditation à de bonnes habitudes dans d'autres domaines de votre vie, vous pouvez développer une stratégie intégrée de soins personnels qui vous aidera à chaque étape de la vie.

L'exercice régulier, par exemple, peut renforcer les effets de la méditation en améliorant les fonctions cérébrales, en réduisant l'anxiété et en améliorant la qualité du sommeil. De même, une alimentation équilibrée riche en nutriments qui favorisent le fonctionnement du cerveau peut aider à améliorer l'humeur, la mémoire et la clarté cognitive. Construire un

Un réseau d'amis, de mentors ou de coachs vous offrira le soutien émotionnel dont vous avez besoin pour grandir et vous améliorer.

UN DERNIER DÉFI

Commencez votre première semaine avec l'intégration du sommeil et de la méditation et regardez votre confiance monter en flèche.

Maintenant que vous comprenez les avantages de combiner l'hygiène du sommeil et la méditation, il est temps de passer à l'action. Engagez-vous à une semaine entière de sommeil et de méditation pour intégrer efficacement ces pratiques dans votre vie. Faites-en un élément non négociable de votre emploi du temps de sept jours. Voici comment vous pouvez y parvenir :

1. Préparez votre environnement. Créez un environnement de sommeil confortable chaque nuit. Faites de votre chambre un havre de paix en tamisant les lumières, en évitant le temps passé devant un écran et en vous concentrant sur l'établissement d'un climat favorable au sommeil profond.

2. Méditez au moins 10 minutes avant de vous coucher. Utilisez une application de méditation ou une séance guidée pour vous aider à vous détendre et à vous détendre. Lâchez le stress et l'inquiétude de la journée et concentrez-vous plutôt sur la respiration profonde et la pensée tranquille.

3. Suivez vos progrès. Suivez la qualité de votre sommeil et post-

Sentiments de méditation tous les matins et tous les soirs. Ce simple acte de suivi vous gardera motivé et vous donnera un aperçu de vos changements émotionnels.

4. Célébrez vos victoires : Après chaque jour, reconnaissez vos petites victoires. Que vous ayez dormi une heure de plus

ou que vous vous sentiez plus en sécurité dans des circonstances difficiles, célébrez-le. Cela donne l'impression que ces techniques sont efficaces.

5. Réfléchissez chaque semaine : Examinez vos progrès après chaque semaine. Avez-vous constaté une augmentation de votre confiance ? Comment vos habitudes de méditation et de sommeil ont-elles affecté votre santé mentale ? Utilisez cette réflexion pour améliorer vos pratiques et établir de nouveaux objectifs.

En incluant le sommeil et la méditation dans votre routine quotidienne, vous verrez rapidement les effets transformateurs que les deux disciplines peuvent avoir sur votre confiance. Au fur et à mesure que vous continuez sur cette voie, votre résilience intérieure grandira et la confiance ne sera plus quelque chose pour laquelle vous devez travailler, elle viendra sans effort de l'intérieur de vous.

Au fur et à mesure que vous progressez, n'oubliez pas que prendre confiance est un processus plutôt qu'une destination. Vous atteindrez votre potentiel maximal si vous dormez suffisamment, méditez et

Prenez soin de vous. La confiance deviendra une seconde

nature et vous vous sentirez capable d'affronter tous les obstacles qui se présenteront à vous. Alors, acceptez le défi : intégrez ces techniques dans votre vie et regardez votre confiance monter en flèche. Votre futur moi vous appréciera.

1. SCRIPTS DE MÉDITATION GUIDÉE POUR LE SOMMEIL.

Dans ce chapitre supplémentaire, nous examinerons les méditations guidées étape par étape pour vous aider à vous endormir plus rapidement, à vous détendre plus profondément et à réduire les tensions. Ces méditations sont conçues pour améliorer votre bien-être et constituent un outil puissant pour favoriser le sommeil profond, la clarté mentale et l'équilibre émotionnel. Ils sont parfaits pour tous ceux qui souhaitent retrouver leur sentiment de calme et de résilience émotionnelle en méditant avant le coucher.

L'avantage des méditations guidées pour le sommeil est qu'elles offrent un moyen organisé de se détendre du stress et des exigences de la journée. Que vous soyez aux prises avec des pensées qui s'emballent ou que vous ayez du mal à vous détendre, ces scripts vous guident doucement tout au long du processus de relaxation, préparant votre corps et votre esprit à un repos réparateur. L'intégration de ces méditations dans votre routine du coucher peut vous aider à dormir

Réveillez-vous rajeuni et sentez-vous plus centré et confiant.

Méditation guidée du sommeil pour une relaxation profonde.

Objectif : Détendre le corps et calmer l'esprit en préparation du sommeil.

1. Préparez votre espace.

Commencez par rendre votre environnement propice à la détente. Tamisez les lumières et rendez votre chambre paisible et confortable. Allongez-vous sur votre lit et laissez votre corps s'enfoncer dans le matelas. Ajustez vos oreillers pour vous sentir entièrement soutenu et ne pas fatiguer votre corps.

2. Trouvez une position confortable.

Trouvez le poste qui vous semble le plus naturel. Si vous

préférez vous allonger sur le dos, positionnez vos bras le long du corps, paumes vers le haut. Si vous préférez dormir sur le côté, posez doucement vos bras devant vous tout en gardant votre corps aligné. Respirez profondément, sentez votre ventre se soulever et expirez lentement pour soulager toute tension.

3. Concentrez-vous sur votre respiration.

Maintenant, concentrez votre attention sur votre respiration. Inspirez profondément

par le nez, laissant vos poumons se remplir d'air. Maintenez la position pendant un moment, puis expirez lentement par la bouche. Laissez chaque respiration devenir plus lente et plus délibérée. En inspirant, imaginez-vous dessiner dans la paix et la tranquillité. Expirez pour soulager toute tension, stress ou inquiétude de la journée. Continuez ce schéma pendant quelques minutes, en laissant votre respiration vous conduire à un niveau de calme.

4. Balayage corporel pour relâcher la tension

Maintenant, lancez un balayage corporel léger. Commencez par vos pieds et progressez vers le haut. Concentrez-vous sur vos orteils tout en expérimentant la montée et la descente progressives de votre respiration dans votre ventre. En expirant, détendez intentionnellement vos orteils, en relâchant toute tension qui aurait pu s'accumuler. Transférez lentement votre attention sur vos pieds et, éventuellement, sur vos chevilles. Relâchez tout stress ou inconfort en expirant. Continuez à travailler votre corps, en commençant par vos mollets, vos genoux, vos cuisses, vos hanches, votre ventre, votre poitrine, vos épaules, vos bras, votre cou et enfin votre visage. Relâchez toute tension à chaque endroit lorsque vous expirez.

5. Relâchez la tension mentale.

Au fur et à mesure que votre corps se détend, concentrez votre attention vers l'intérieur. Lâchez toutes les pensées persistantes. Si vous vous surprenez à réfléchir à quoi que ce soit, reconnaissez-le doucement, puis relâchez-le.

Imaginez que chaque pensée s'éloigne comme les feuilles d'un ruisseau, loin de vous. Concentrez-vous sur votre respiration lente, profonde et régulière.

6. Visualiser des paysages paisibles.

Maintenant, imaginez un environnement tranquille et serein dans vos pensées. Il peut s'agir d'une plage tranquille au coucher du soleil, d'une forêt paisible avec une douce brise ou d'un jardin serein. Engagez tous vos sens tout en imaginant cet endroit tranquille. Entendez les vagues douces, le bruissement des feuilles dans la brise ou le gazouillis des grillons la nuit. Sentez la température de l'air contre votre peau et la douceur du sol sous vos pieds. Laissez cet environnement serein imprégner votre esprit et votre corps, vous emmenant de plus en plus profondément dans la relaxation.

7. Affirmations positives pour le sommeil.

Répétez un mantra ou une affirmation en respirant lentement et sincèrement : « Je suis en paix ». Je suis en sécurité. « Je suis prêt à dormir. » Permettez à ces mots de s'infiltrer profondément dans votre subconscient. À chaque répétition, votre corps et votre esprit se détendront plus profondément. Sachez que vous êtes prêt à dormir, à vous reposer et à vous ressourcer tout au long de cette nuit tranquille.

8. Fin de la session

À la fin de la séance, lâchez simplement la méditation. Si vous êtes prêt à dormir, laissez votre esprit vagabonder librement dans le sommeil. Si vous le souhaitez, vous pouvez à nouveau vous concentrer sur votre respiration, réaffirmant ainsi votre tranquillité. Laissez votre respiration vous conduire doucement vers le sommeil.

Méditation guidée du sommeil pour réduire le stress.

Objectif : Détendre l'esprit et soulager le stress de la journée, vous permettant de vous détendre et de vous préparer à une nuit de sommeil profond et réparateur.

1. Créez un environnement relaxant.

Tamisez les lumières, fermez les fenêtres et assurez-vous que votre chambre est sans distraction. Allongez-vous confortablement sur le dos, en veillant à ce que votre corps soit suffisamment soutenu et détendu. Vous pouvez placer un oreiller sous vos genoux si vous vous sentez plus à l'aise.

2. Détendez votre corps.

Prenez une profonde respiration par le nez, en remplissant vos poumons d'air. Maintenez brièvement la position supérieure avant d'expirer doucement par la bouche. Au fur et à mesure que vous respirez, votre corps commence à se détendre. À chaque respiration, imaginez relâcher la tension dans votre corps. Inspirez la tranquillité, expulsez le stress.

3. Relâchez le poids de la journée.

Réfléchissez à la journée : quels moments vous ont causé de l'inquiétude, de l'anxiété ou de la frustration ? En contemplant, rappelez-vous que ces expériences n'ont pas à vous suivre dans votre sommeil. Laissez chaque pensée s'éloigner, comme si vous laissiez tomber un sac lourd et le laissiez là. Voyez le poids de vos problèmes et de vos corvées se décharger de vos épaules. Débarrassez-vous des fardeaux de la journée à chaque expiration. Vous êtes libre de vous reposer.

4. Pratiquez une respiration douce pour le calme.

Continuez à respirer doucement et profondément. À chaque inspiration, imaginez votre respiration apportant de la détente dans votre corps. Expirez pour relâcher toute tension restante. Laissez chaque respiration vous emmener dans un état de sérénité.

5. Concentrez-vous sur la relaxation corporelle.

Déplacez votre conscience dans tout votre corps, en

commençant par vos pieds. Détendez totalement vos pieds à chaque respiration. Remontez à travers vos jambes, en vous débarrassant de toute tension. Continuez à inspecter votre corps : mollets, genoux, cuisses, hanches, ventre, poitrine, épaules, bras, cou et visage. À chaque respiration, sentez le poids du stress se dissiper de chaque endroit,

ne laissant que calme et tranquillité.

6. Visualiser la libération du stress.

Considérez votre tension comme un objet concret. Il peut s'agir d'un nuage noir, d'un tas de pierres lourdes ou de tout autre élément qui symbolise le poids que vous avez porté. En expirant, imaginez libérer cette chose de votre corps et la voir flotter, se disperser dans l'air. À chaque respiration, vous vous libérez du stress. Sentez-vous plus léger et plus libre à chaque respiration.

7. Affirmations pour la paix.

Répétez les affirmations suivantes dans votre esprit : « Je suis en paix. » Je suis détendu. « Je lâche prise. » Dites ces phrases avec soin, en permettant à chacune d'entre elles de pénétrer plus profondément dans votre conscience. Sentez le calme monter en vous et rappelez-vous qu'avec chaque déclaration, vous invitez la sérénité dans votre cœur et votre esprit.

8. Relaxation finale.

Alors que la méditation touche à sa fin, vous êtes prêt à dormir. Laissez-vous emporter par le confort de votre lit. Vous avez l'esprit clair, un corps détendu et un esprit paisible. Sombrez dans un sommeil profond et réparateur, sachant que demain est un nouveau jour plein de nouvelles opportunités et de vigueur renouvelée.

Méditation guidée du sommeil pour améliorer la qualité du sommeil

Objectif : Améliorer la qualité globale du sommeil en apaisant l'esprit, en soulageant le stress physique et en favorisant la relaxation.

1. Préparez votre environnement de sommeil.

Assurez-vous que votre chambre est aussi calme et sombre que possible. Éteignez tous les appareils électriques ou réduisez leurs lumières si nécessaire. Ajustez la température ambiante à votre guise pour vous assurer d'être aussi confortable que possible.

2. Positionnez-vous confortablement.

Allongez-vous dans votre posture de sommeil préférée, en vous sentant soutenu par le lit. Lâchez toutes les distractions et laissez votre corps se détendre complètement à la surface sous vous. Fermez les yeux et commencez à vous concentrer sur votre respiration.

3. Respirez pour le calme

Inspirez lentement par le nez pour remplir vos poumons d'air. Expirez doucement par la bouche, soulageant ainsi toute tension ou stress. Détendez-vous et calmez-vous à chaque inspiration. À chaque respiration, relâchez toutes les idées ou tensions physiques dans votre corps.

4. Relaxation musculaire progressive.

Commencez par détendre vos orteils. Sentez-les s'adoucir à chaque respiration. Élargissez votre conscience à vos pieds, mollets, cuisses, abdomen, poitrine, bras, cou et visage. Détendez toutes les parties de votre corps à chaque inspiration. En expirant, sentez la tension se relâcher, vous laissant profondément détendu.

5. Relaxation mentale.

Débarrassez-vous de tout encombrement mental. Imaginez votre esprit comme un ciel clair et serein. Toutes les pensées qui se produisent peuvent simplement flotter comme des nuages passant à l'horizon. Vous n'avez pas besoin d'interagir avec eux. S'il vous plaît, laissez-les partir.

6. Concentrez-vous sur le sommeil : Imaginez que votre corps se détend à chaque respiration. Débarrassez-vous de toutes les peurs ou préoccupations restantes. À chaque inspiration, votre corps se sentira plus lourd et plus détendu. Laissez votre corps se détendre à chaque expiration, le préparant ainsi au sommeil.

7. Affirmations pour un sommeil plus profond

Maintenant, affirmez : « J'accueille un sommeil profond et réparateur. » « Je mérite une nuit de guérison et de rajeunissement. » Laissez ces phrases s'infiltrer profondément dans votre subconscient, stimulant la propension naturelle de votre corps à se reposer et à se restaurer.

8. S'endormir

Laissez le silence vous entourer. Sentez tout votre corps calme, soutenu et à l'aise. Lorsque vous vous endormez, rappelez-vous que vous entrez dans un état de guérison. Lâchez-vous complètement et laissez-vous dormir profondément toute la nuit.

Ces scripts de méditation guidée pour le sommeil fournissent des techniques systématiques pour créer un esprit paisible et un corps complètement détendu, facilitant un sommeil réparateur et une vie sans stress. Utilisez-les pour faire le plein, soulager le stress ou préparer votre esprit au sommeil profond. Ce sont des instruments pour restaurer la confiance et le bien-être qui découlent d'une bonne nuit de sommeil.

2. MÉDITATION MATINALE POUR LA CONFIANCE.

Commencer votre journée avec l'état d'esprit approprié donne le ton à tout ce qui suit. Il est facile de se laisser emporter par la cohue matinale : consulter ses e-mails, se préparer pour le travail et équilibrer ses responsabilités familiales et personnelles. Cependant, prendre quelques minutes le matin pour vous ancrer peut créer la clarté, la concentration et la confiance en soi inébranlable qui propulseront votre réussite

tout au long de la journée.

Ce chapitre bonus vous guidera à travers une série de méditations matinales pour vous aider à commencer votre journée en toute confiance. Ces méditations sont conçues pour améliorer la résilience mentale, la concentration et l'estime de soi. Au fur et à mesure que vous les intégrez à votre routine matinale, vous remarquerez que votre perspective évolue vers une version plus positive, confiante et autonome de vous-même.

Le pouvoir de la méditation matinale

Pourquoi commencer la journée par la méditation ? L'explication est simple : votre point de vue au début de la journée influence la façon dont vous gérez tout ce qui suit plus tard. La méditation matinale vous permet de vous concentrer sur vous-même avant le début de la tourmente de la journée, ce qui vous donne le contrôle de vos pensées et de vos émotions.

Il a été démontré que la méditation renforce la résilience émotionnelle, améliore la conscience de soi et diminue le stress. Il vous donne l'occasion de faire une pause et de recentrer vos pensées, ce qui vous permet de commencer la journée avec clarté. La méditation vous permettra d'être plus intentionnel avec vos pensées plutôt que de laisser le monde extérieur influencer vos émotions et vos émotions.

Réponses. Cette intentionnalité augmente la confiance en votre capacité à relever les défis à venir.

Méditation 1 : L'éveil de la confiance

Objectif : Réveiller votre confiance intérieure et donner un ton positif et stimulant à la journée.

1. Préparez votre espace.

Commencez par choisir un endroit paisible où vous ne serez pas interrompu. Asseyez-vous droit sur une chaise confortable ou sur un coussin. Assurez-vous que votre posture est correcte : le dos droit, les épaules détendues, les mains doucement posées sur vos genoux. Fermez les yeux et respirez profondément par le nez et la bouche. Laissez votre respiration vous détendre.

2. Fixez votre intention pour la journée.

Maintenant, concentrez soigneusement votre attention sur le moment présent. À chaque respiration, devenez plus conscient de vos sentiments actuels. Reconnaissez toute tension, stress ou doute. Acceptez-les comme faisant partie de votre situation actuelle, mais soyez conscient que vous êtes sur le point de modifier votre orientation. À chaque inspiration, imaginez-vous respirer avec confiance et clarté. À chaque respiration, débarrassez-vous de tous les doutes ou hésitations.

3. Visualisez votre confiance.

Imaginez-vous commencer votre journée avec confiance. Imaginez-vous en train de gérer chaque scénario avec facilité et confiance. Imaginez-vous debout, les épaules en arrière, et marchant avec détermination. Ressentez l'élan de confiance qui accompagne le fait de savoir que vous êtes tout à fait capable de gérer tout ce qui se présente à vous.

4. Affirmations de confiance.

Récitez silencieusement les affirmations ci-dessous :

- « Je suis capable de relever n'importe quel défi avec grâce. »

- « J'ai confiance en mes capacités. »

- « J'ai confiance en moi pour prendre des décisions qui servent mon plus grand bien. »

Faites l'expérience de la force de ces mots dans votre corps. Permettez-leur de vous remplir d'une confiance inébranlable, sachant que vous êtes prêt pour tout ce que la journée vous réserve.

5. Terminez la séance avec gratitude.

Prenez le temps de réfléchir à ce pour quoi vous êtes reconnaissant. La gratitude est une méthode très efficace pour augmenter l'estime de soi et la confiance. Considérez les aspects positifs de votre vie et les qualités que vous appréciez en vous-même. Permettez à la gratitude de grandir et réalisez votre force et votre potentiel à chaque respiration.

Méditation 2 : Concentration et clarté pour réussir.

Objectif : Éliminer l'encombrement mental et aiguiser votre attention, vous permettant de gérer votre journée avec une précision laser.

1. Préparez votre espace.

Asseyez-vous confortablement sur une chaise ou un coussin. Mettez vos pieds à plat sur le sol et vos mains sur vos genoux ou vos genoux. Fermez légèrement les yeux et respirez profondément. Pendant que vous inspirez, imaginez-vous en train de dessiner au point. En expirant, lâchez toutes les pensées éparses ou préoccupées.

2. Concentrez-vous sur votre respiration.

Commencez par quelques calmes, respirations profondes. Concentrez-vous sur la sensation de l'air qui entre et sort de votre corps. À chaque respiration, concentrez-vous sur le moment présent, en éliminant toutes les distractions. À chaque respiration, votre esprit devient plus apparent, comme si vous désencombriez vos idées.

3. Exercice de clarté mentale.

Imaginez un tableau blanc dans vos pensées. Sur ce tableau, notez vos tâches, obligations ou préoccupations pour aujourd'hui. Ne pas

trop réfléchir ; Notez simplement ce qui vous vient à l'esprit.

Imaginez-vous maintenant en train d'essuyer le tableau. Au fur et à mesure que le tableau devient plus clair, sentez le brouillard mental se dissiper. Chaque instant qui passe vous fait vous sentir plus léger, plus concentré et prêt à aller de l'avant.

4. Établissez vos priorités.

Ensuite, imaginez-vous en train de prioriser vos tâches. Qu'est-ce qui est le plus important maintenant ? Qu'est-ce qui aura l'influence la plus significative sur vos objectifs ? À chaque respiration, imaginez-vous en train d'effectuer ces tâches avec une concentration laser. Visualisez-vous en train de gérer chaque tâche calmement et efficacement.

5. Affirmations pour la concentration.

Répétez ces affirmations en silence dans votre esprit :

• « Je suis clair et concentré. »

• « Mon esprit est vif et prêt à affronter la journée. »

• « Je choisis de me concentrer sur ce qui compte le plus. »

Permettez à ces paroles de vous amener à un état de clarté mentale. Sachez que vous pouvez rester concentré et présent tout au long de la journée.

6. Terminez la séance avec détermination.

Prenez une profonde inspiration et expirez doucement. Avant d'ouvrir les yeux, faites une intention claire pour la journée. Vous êtes préparé et attentif. Vous savez exactement ce qu'il faut faire et êtes prêt à passer à l'action. Laissez cette clarté vous porter tout au long de la journée.

Méditation 3 : Enracinement et résilience

Objectif : Augmenter la résilience émotionnelle et renforcer votre capacité à affronter les situations calmement.

1. Préparez votre espace.

Asseyez-vous dans une position confortable pour vous sentir ancré et soutenu. Fermez les yeux et inspirez profondément. En expirant, imaginez toute anxiété ou crainte quittant votre corps. À chaque respiration, vous vous sentirez plus ancré et plus à l'aise.

2. L'accent est mis sur l'ancrage.

Augmentez votre conscience de votre corps. Sentez le poids de vos pieds sur le sol et le soutien de la chaise sous vous. À chaque inspiration, imaginez prendre de l'énergie de la terre et vous ancrer dans le moment présent. Ressentez toute tension ou instabilité résiduelle pendant que vous respirez.

3. Visualiser la résilience.

Imaginez-vous debout face à un défi. Visualisez une situation qui vous rend habituellement stressé ou anxieux. Imaginez-vous l'aborder avec confiance, sang-froid et résilience. Visualisez-vous en train de résoudre tranquillement le problème, de prendre des décisions et de gérer la situation avec grâce. Sachez que vous avez la force de surmonter tous les obstacles qui se présentent à vous.

4. Affirmations pour la résilience.

Répétez ces affirmations en silence : • « Je suis ancré et stable. »

• « Je suis résilient et capable de relever tous les défis. »

• « J'ai confiance en ma capacité à relever les défis de la vie avec force. »

Sentez que ces affirmations vous ancrent dans votre force intérieure et votre résilience. Permettez à ces mots de vous rappeler votre confiance inébranlable.

5. Terminez la séance par l'autonomisation.

À la fin de la méditation, prenez un moment pour admirer votre pouvoir. Reconnaissez votre capacité à affronter n'importe quel obstacle avec sang-froid et confiance. Lorsque vous ouvrez les yeux,

N'oubliez pas que vous portez cette résilience tout au long de votre journée.

Méditation 4 : cultiver l'amour de soi et l'acceptation.

Objectif : Promouvoir une bonne image de soi et renforcer la confiance en soi.

1. Préparez votre espace.

Asseyez-vous dans une position confortable, le dos droit et le corps détendu. Fermez les yeux et respirez profondément. À chaque respiration, sentez-vous rempli d'amour et d'acceptation. Expirez et lâchez toute autocritique ou jugement.

2. Concentrez-vous sur l'amour de soi.

Maintenant, concentrez votre attention sur votre cœur. Imaginez une belle lumière brillante au milieu de votre poitrine. Cette lumière symbolise l'amour de soi et la gentillesse. Sentez la lumière grandir à chaque respiration, engloutissant votre corps de chaleur, d'amour et d'acceptation.

3. Affirmations pour la croyance en soi.

Respirez profondément et répétez l'affirmation : « Je m'aime et je m'accepte complètement. »

• « Je suis digne de succès et de bonheur. »

• « J'ai confiance en mes capacités et mes talents uniques. »

Laissez ces mots s'imprégner profondément dans votre esprit, confirmant votre estime de soi et votre valeur.

4. Terminez la séance avec gratitude.

Prenez le temps d'être reconnaissant pour vous-même. Remerciez votre corps pour sa force, votre esprit pour sa clarté et votre esprit pour sa ténacité. Reconnaissez que vous méritez tout le bien que la vie a à donner. Lorsque vous ouvrez les yeux, laissez ce sentiment d'amour de soi et de confiance vous porter tout au long de votre journée.

Le pouvoir de la méditation matinale

En adoptant ces méditations dans votre pratique matinale, vous pouvez changer votre façon de percevoir le monde. Chaque méditation renforce votre confiance, améliore votre concentration et favorise la résilience émotionnelle. En pratiquant régulièrement la méditation matinale, vous constaterez d'énormes améliorations dans votre capacité à faire face aux obstacles de la vie avec grâce, sang-froid et une confiance en soi inébranlable.

La clé est la cohérence. Plus vous pratiquez, plus ces bons changements s'enracinent profondément dans votre quotidien.

vie. Que vous souhaitiez renforcer votre confiance, améliorer votre attention, vous ancrer ou nourrir votre amour de soi, la méditation matinale est un outil simple mais efficace pour favoriser la mentalité dont vous avez besoin pour vous épanouir.

Prenez quelques minutes chaque jour pour vous centrer. Les résultats seront transformationnels. Votre confiance augmentera, votre lucidité s'améliorera et vous aborderez la journée avec un sentiment calme de détermination. C'est ainsi que la méditation matinale renforce la confiance.

Applications, livres et lectures complémentaires pour améliorer votre sommeil et votre pratique de la méditation

De nombreux services sont disponibles pour vous aider à améliorer votre sommeil, à méditer et à développer votre confiance. Que vous recherchiez des applications de méditation, des livres pour améliorer votre compréhension ou plus de lectures pour améliorer votre hygiène de sommeil, les ressources suivantes vous aideront à poursuivre votre croissance. Ci-dessous, je vais passer en revue certaines des ressources les plus réussies et comment elles peuvent vous aider à vous améliorer.

Applications pour le sommeil et la méditation

1. Calme

• Objectif : Calm est une application populaire pour le sommeil et la méditation. Il propose des méditations guidées, des exercices de respiration, des histoires de sommeil et de la musique apaisante pour vous aider à vous détendre, à gérer le stress et à mieux dormir.

• Comment cela aide : Calm propose des méditations

conçues pour réduire l'anxiété, calmer l'esprit et vous préparer à un sommeil réparateur. Les histoires de sommeil sont particulièrement bénéfiques pour se détendre avant de se coucher, ce qui facilite l'endormissement. Avec des défis quotidiens de pleine conscience et de la musique apaisante, Calm est un outil polyvalent pour cultiver la paix et la confiance au quotidien.

2. Espace de tête

• Objectif : Headspace propose des pratiques de méditation conviviales pour réduire le stress, la clarté mentale et un meilleur sommeil.

Headspace propose des séances de méditation guidées pour diverses exigences, telles que l'attention, l'anxiété et la relaxation. Ses « Sleepcasts » (expériences audio uniques) ont pour but de vous aider à vous détendre et à vous préparer à une bonne nuit de sommeil. Le programme comprend également des stratégies pour améliorer le sommeil

l'hygiène, qui est essentielle à la stabilité mentale et à la confiance.

3. Minuterie d'aperçu

• Objectif : Une application de méditation gratuite avec plus de 40 000 méditations guidées, de la musique pour dormir et des cours de pleine conscience dispensés par des entraîneurs experts.

• Comment cela aide : Ce logiciel offre une bibliothèque diversifiée de méditations pour la gestion du stress, l'anxiété, la confiance et l'amélioration du sommeil. La fonction de minuterie personnalisée d'Insight Timer est idéale pour la pratique de la méditation en solo, et elle comprend une sélection de musique de fond ou de sons ambiants pour améliorer vos sessions. Sa musique pour le sommeil et ses méditations guidées vous aident à vous détendre et à vous endormir profondément.

4. Cycle de sommeil

• Objectif : Une application pour suivre les habitudes de sommeil et améliorer la qualité.

• Comment cela aide : Sleep Cycle mesure et analyse vos phases de sommeil pour une meilleure nuit de sommeil. Il vous réveille pendant votre période de sommeil la plus légère, ce qui vous donne l'impression de rajeunir. Comprendre vos habitudes de sommeil vous permet d'apporter des changements qui améliorent la qualité de votre sommeil, ce qui

a un impact sur votre résilience émotionnelle et votre confiance. Le programme interagit également avec des outils de méditation, offrant une approche complète pour améliorer votre sommeil et votre pratique de la pleine conscience.

5. Breethe

• Objectif : Breethe combine la pleine conscience, la méditation et les aides au sommeil pour créer une application de bien-être complète qui couvre la santé mentale, la relaxation et la qualité du sommeil.

• Comment cela aide : Il propose des méditations guidées pour tous les niveaux, des histoires de sommeil, des exercices de respiration et des techniques de relaxation pour vous aider à calmer votre esprit avant de dormir. L'application comprend des programmes spécifiques pour renforcer la confiance et gérer l'anxiété, contribuant ainsi directement à votre bien-être émotionnel. Vous pouvez également suivre vos progrès, créant ainsi un sentiment d'accomplissement à mesure que vous développez vos habitudes de sommeil et de méditation.

LECTURES COMPLÉMENTAIRES ET ARTICLES

1. « La science du sommeil : comprendre ce qui se passe lorsque vous dormez » (Harvard Medical School)

Objectif : Cet article offre un aperçu approfondi des processus biologiques du sommeil et des raisons pour lesquelles il est si essentiel à la santé mentale et au bien-être.

Comment cela aide : Comprendre la science derrière le sommeil peut améliorer votre appréciation de son rôle dans votre résilience émotionnelle et votre confiance en soi. Connaître les différents cycles de sommeil et leurs impacts vous incitera à développer de meilleures habitudes de sommeil pour des résultats optimaux.

2. « Comment la méditation change le cerveau » (American Psychological Association)

Objectif : Cet article explore les neurosciences qui sous-tendent la méditation et comment elle modifie les fonctions cérébrales, aidant à améliorer l'humeur, à réduire le stress et à renforcer la confiance.

Comment cela aide : En savoir plus sur les changements cérébraux qui se produisent grâce à la méditation régulière peut renforcer la croyance en son efficacité pour la régulation émotionnelle et le développement de la force mentale. En comprenant comment la méditation affecte le cerveau, vous vous sentirez peut-être plus en mesure de l'intégrer dans votre routine quotidienne.

3. « Les avantages de la méditation de pleine conscience : une revue de recherche » (Psychology Today)

Objectif : Cet article passe en revue plusieurs études sur la méditation de pleine conscience et ses avantages pour la gestion du stress, la clarté mentale et la santé émotionnelle.

Comment cela aide : L'article souligne les avantages de la pleine conscience pour aider les gens à rester ancrés, concentrés et émotionnellement résilients. Il s'agit d'un puissant rappel des bienfaits à long terme de la méditation pour la santé mentale, qui complètent et améliorent vos pratiques de sommeil.

Autres outils pour améliorer les pratiques de sommeil et de méditation

1. Journaux de réflexion

Objectif : Tenir un journal est un excellent moyen de suivre vos changements émotionnels, de surveiller l'amélioration de la qualité du sommeil et de réfléchir à l'impact de la méditation. Après la méditation, la tenue d'un journal peut donner un aperçu de vos progrès et renforcer les changements positifs.

Comment cela aide : Écrire vos pensées et vos expériences vous permet de capturer des schémas émotionnels et d'identifier les domaines où vous vous sentez plus confiant ou résilient. Réfléchir à votre parcours peut vous aider à rester motivé et engagé dans votre pratique.

2. Machines à sons et applications de bruit blanc

Objectif : Les machines à sons et les applications de bruit blanc peuvent créer un environnement de sommeil optimal en bloquant les distractions et en favorisant la relaxation.

Comment cela aide : Ces outils sont pratiques pour les perturbations du sommeil. En masquant les bruits extérieurs et en créant un environnement apaisant, les machines à sons peuvent vous aider à vous endormir plus rapidement et à profiter d'un repos plus profond et réparateur. Ceci est crucial pour le bien-être émotionnel et le renforcement de la confiance.

PREMIÈRE SEMAINE : BASE ET PRÉPARATION.

Jour 1 : Comprenez vos habitudes de sommeil.

Comprendre vos comportements actuels est la première étape vers l'amélioration de votre sommeil. Prenez le temps dès maintenant de créer un journal dédié au sommeil. Il peut s'agir d'un bloc-notes physique ou d'une note numérique sur votre téléphone, selon ce qui vous convient le mieux. Commencez par documenter les éléments suivants tous les jours :

Heure du coucher : Prenez note de l'heure précise à laquelle vous vous couchez.

Heure de réveil : Notez l'heure de votre réveil, y compris les réveils de minuit.

Perturbations du sommeil : Énumérez les moments où vous vous êtes réveillé pendant la nuit, ainsi que les causes possibles (par exemple, le bruit, le stress ou l'inconfort).

Sensations matinales : Notez comment vous vous sentez au réveil : rafraîchi, léthargique, épuisé ou plein d'énergie.

Au cours des prochains jours, essayez de détecter des tendances. Voyez-vous des perturbations constantes ? Vos heures de réveil sont-elles incohérentes ? Comprendre ces schémas est essentiel pour optimiser votre sommeil.

Jour 2 : Créez un horaire de sommeil cohérent

La cohérence est essentielle lors de la réinitialisation de votre horloge interne. Choisissez une heure de coucher et de réveil qui correspond à votre style de vie et à votre rythme naturel actuel. La plupart des adultes devraient dormir 7 à 9 heures par nuit. Voici les étapes à suivre pour créer ce calendrier :

Identifiez votre durée de sommeil idéale : Réfléchissez au nombre d'heures qui vous font vous sentir le mieux. Ajustez votre heure de coucher pour vous assurer d'atteindre cet objectif.

Respectez l'horaire. Tous les jours, y compris les week-ends, je me couche et je me réveille en même temps. Cette constance aide à entraîner l'horloge interne de votre corps.

Ajustez-vous progressivement : Si votre emploi du temps actuel n'est pas idéal, faites de petits ajustements de 15 à 30 minutes par nuit jusqu'à ce que vous atteigniez les heures souhaitées.

Une routine de sommeil régulière facilite l'endormissement et vous aide à vous réveiller détendu et alerte.

Jour 3 : Optimisez votre environnement de sommeil.

Votre chambre à coucher doit être un havre de détente. Aujourd'hui, concentrez-vous sur la création d'un environnement qui encourage un sommeil ininterrompu. Voici comment maximiser votre espace.

Température : Gardez votre chambre à coucher fraîche, de préférence autour de 18 °C (65 °F). Utilisez des ventilateurs ou ajustez le thermostat au besoin.

Éclairage : Utilisez des rideaux occultants ou un masque pour les yeux pour bloquer la lumière. L'obscurité aide votre cerveau à savoir qu'il est temps de dormir.

Réduisez le bruit avec des bouchons d'oreille ou une machine à bruit blanc. Un ton régulier et apaisant peut masquer les bruits gênants.

Appareils électroniques : Retirez tous les téléviseurs, ordinateurs portables et téléphones de la chambre. Ces appareils produisent de la lumière et des distractions, ce qui peut perturber votre sommeil.

Literie : Investissez dans un matelas et des oreillers confortables en fonction de vos préférences, telles qu'un soutien solide ou une douceur luxueuse.

En abordant ces caractéristiques, vous pouvez créer un environnement propice au sommeil qui simplifie la détente et l'endormissement.

Jour 4 : Exposition matinale au soleil.

L'exposition à la lumière naturelle le matin aide à réguler votre rythme circadien, l'horloge interne qui régit vos cycles veille-sommeil. Aujourd'hui, passez au moins 15 minutes à l'extérieur juste après votre réveil. Voici comment.

Sortez. Prenez votre café ou votre thé du matin sur un balcon, une terrasse ou près d'une fenêtre qui reçoit la lumière du soleil.

Allez vous promener. Faites une promenade rapide à l'extérieur. Le mélange de lumière et d'activité peut améliorer votre niveau d'énergie et votre humeur.

Ouvrez les rideaux. Si l'exposition à l'extérieur n'est pas possible, ouvrez vos rideaux pour permettre à la lumière naturelle d'imprégner votre pièce.

L'exposition matinale au soleil signale à votre cerveau qu'il est temps de se réveiller, ce qui se traduit par plus d'énergie tout au long de la journée et un meilleur sommeil la nuit.

Jour 5 : Limitez votre consommation de caféine et d'alcool.

La caféine et l'alcool sont deux des perturbateurs les plus importants d'un bon sommeil. Aujourd'hui, concentrez-vous sur la régulation de votre consommation.

Caféine : Évitez de prendre de la caféine après 14 h. Cela comprend le café, le thé, les boissons énergisantes et certains sodas. Méfiez-vous des sources cachées de caféine, comme le chocolat ou le café décaféiné.

Alcool : Limitez votre consommation d'alcool le soir. Pendant que

L'alcool peut vous fatiguer au début, il peut altérer les dernières phases du sommeil, diminuant ses bienfaits réparateurs.

Alternatives : Remplacez la caféine de fin d'après-midi par des tisanes ou de l'eau pour rester hydraté et détendu.

En adoptant ces changements, vous pouvez réduire les substances qui interfèrent avec votre capacité à vous endormir et à rester endormi.

Jour 6 : Établissez une routine de détente.

Une routine nocturne apaisante indique à votre corps et à votre esprit qu'il est temps de dormir. Passez 30 à 60 minutes le soir sur des activités apaisantes. Voici quelques idées :

Lecture : Choisissez un livre tangible avec une histoire calme et non stimulante. Pour limiter votre exposition à la lumière bleue, évitez de lire sur des gadgets électroniques.

Méditation : Pratiquez la pleine conscience ou la méditation guidée pendant 10 à 15 minutes pour calmer vos pensées.

Étirements : Utilisez des étirements légers ou des mouvements de yoga pour soulager la tension physique.

Les bains ou les douches chaudes peuvent aider à abaisser la température corporelle, ce qui vous permet de vous endormir plus rapidement.

Jouez des sons instrumentaux ou de la nature apaisants pour créer une ambiance relaxante.

Expérimentez diverses activités pour déterminer ce qui vous convient le mieux.

Jour 7 : Évaluez vos progrès

À la fin de la première semaine, réfléchissez à vos progrès. Examinez votre journal du sommeil et tenez compte des points suivants :

Améliorations : Avez-vous observé des changements dans votre sommeil

ou à quel point vous vous sentez rafraîchi ?

Défis : Y a-t-il des habitudes ou des routines difficiles à suivre ? Identifiez les défis et réfléchissez à des solutions.

Ajustements : Ajustez votre emploi du temps, votre environnement ou vos habitudes en fonction de ce qui fonctionne et de ce qui ne fonctionne pas.

Célébrer les petites victoires et surmonter les obstacles peut vous garder motivé au fur et à mesure que vous progressez dans la prochaine semaine de votre voyage de réinitialisation du sommeil.

En terminant la semaine 1, vous avez établi une base solide pour améliorer votre sommeil. Vos pas sont essentiels pour développer des habitudes saines qui donneront le ton pour les prochaines semaines.

SEMAINE 2 : AMÉLIORER L'HYGIÈNE DU SOMMEIL

Jour 8 : Éliminez l'exposition à la lumière bleue.

Les appareils électroniques génèrent de la lumière bleue,

perturbant la production de mélatonine, l'hormone régulatrice du sommeil. Aujourd'hui, prenez des mesures pour réduire l'exposition à la lumière bleue le soir.

1. Éteignez les appareils électroniques au moins une heure avant le coucher. Réglez les alarmes plus tôt dans la journée pour éviter le défilement de dernière minute.

2. Activez le mode nuit ou les filtres de lumière bleue sur les appareils pour les utiliser le soir.

3. Lunettes anti-lumière bleue : Investissez dans des lunettes anti-bleu, qui pourraient être une solution de secours utile si vous ne pouvez pas éviter complètement les écrans.

Inclure une zone sans écran dans votre routine du coucher vous aidera à produire de la mélatonine et à vous endormir plus rapidement.

Jour 9 : Introduisez des aliments favorisant le sommeil.

Votre alimentation a un impact important sur la qualité de votre sommeil. Aujourd'hui, concentrez-vous sur l'ajout d'aliments qui favorisent la relaxation tout en évitant ceux qui peuvent perturber le sommeil :

1. Consommez des aliments riches en magnésium, notamment des épinards, des amandes, des graines de citrouille et des avocats. Le magnésium favorise la relaxation musculaire et la sérénité générale.

2. Les aliments riches en tryptophane comprennent la dinde, les produits laitiers et les œufs. Le tryptophane aide le corps à fabriquer de la sérotonine et de la mélatonine, ce qui favorise le sommeil.

3. Évitez les déclencheurs : Limitez la consommation d'aliments lourds, épicés ou sucrés le soir pour éviter l'inconfort ou les pics d'énergie.

Ces modifications diététiques amélioreront votre sommeil tout en étant bénéfiques pour votre santé globale.

Jour 10 : Pratiquez la relaxation musculaire progressive.

La relaxation musculaire progressive (PMR) soulage efficacement les tensions et prépare votre corps au sommeil. Prévoyez 10 à 15 minutes ce soir pour pratiquer cette technique :

1. Commencez par vos orteils : Tendez les muscles de vos orteils pendant 5 secondes avant de les relâcher. Considérez l'expérience de la tranquillité.

2. Travaillez vers le haut. Tendez et relâchez chaque groupe musculaire progressivement, en commençant par les pieds, les mollets, les cuisses, l'abdomen, les bras, les épaules et le visage.

3. Concentrez-vous sur la respiration : Chaque relaxation musculaire doit être suivie d'une expiration profonde pour permettre à la tension de quitter votre corps.

Cette technique de relaxation consciente peut réduire la tension physique et préparer votre esprit au sommeil.

Jour 11 : Désencombrer votre espace de sommeil

Un environnement propre et ordonné favorise la détente et diminue les tensions. Prenez le temps dès aujourd'hui d'organiser votre chambre à coucher.

1. Éliminez les distractions : Retirez les objets inutiles, tels que la paperasse, le linge et d'autres articles non liés au sommeil.

2. Désignez votre lit pour le sommeil et l'intimité uniquement. Évitez de travailler, de manger ou de regarder la télévision au lit.

3. Créez un environnement relaxant : Ajoutez des détails apaisants comme un éclairage doux, des draps propres ou votre odeur apaisante préférée.

Une chambre bien rangée et tranquille vous aide à vous détendre et indique à votre cerveau qu'il est l'heure de dormir.

Jour 12 : Pratiquez des exercices de respiration profonde.

La respiration profonde est une stratégie simple mais efficace pour calmer votre système nerveux. Ce soir, essayez la technique de respiration 4-7-8 :

1. Inspirez profondément par le nez en comptant jusqu'à quatre.

2. Retenez votre souffle en comptant jusqu'à sept.

3. Expirez lentement par la bouche en comptant jusqu'à 8.

4. Effectuez quatre tours de cette technique pour développer

la relaxation.

La respiration profonde aide à réduire les tensions, à calmer le pouls et à préparer le corps au sommeil réparateur.

Jour 13 : Incorporez des étirements doux en soirée.

Des étirements doux peuvent aider à soulager les tensions physiques et à préparer votre corps au sommeil. Ce soir, passez 10 minutes à faire ce qui suit :

1. Commencez dans la posture d'un enfant en vous agenouillant sur le sol, en vous étirant

vos bras en avant et posant votre front sur le sol. Maintenez la position pendant 30 secondes.

2. Pli avant assis : Asseyez-vous avec les jambes tendues et atteignez les orteils. Maintenez la position pendant 30 secondes sans forcer.

3. Effectuez un étirement chat-vache sur les mains et les genoux, en cambrant et en enfonçant alternativement le dos. Répétez l'opération cinq fois.

Ces étirements de base favorisent la relaxation et permettent à votre corps de se détendre.

Jour 14 : Évaluer et ajuster.

À la fin de la semaine 2, évaluez votre succès et modifiez votre approche :

1. Examinez votre journal. Prenez note de l'amélioration de la qualité du sommeil, de l'humeur et des niveaux d'énergie. Identifiez tout problème récurrent.

2. Affinez les stratégies. Concentrez-vous sur les stratégies qui ont eu le plus d'impact et envisagez de modifier celles qui sont moins efficaces.

3. Planifiez. Préparez-vous pour la semaine à venir en vous fixant des objectifs et en vous appuyant sur vos réalisations.

Célébrer vos réalisations et apporter des changements conscients vous aide à rester motivé alors que vous poursuivez votre parcours de réinitialisation du sommeil.

SEMAINE 3 : GÉRER LES PERTURBATEURS DU SOMMEIL

Jour 15 : Éliminez les sources cachées de caféine.

La caféine se cache dans des endroits inattendus ; Même de petites quantités peuvent interrompre votre cycle de sommeil. Aujourd'hui, vérifiez votre alimentation pour trouver des sources cachées.

1. Café décaféiné : Certaines marques contiennent encore des traces de caféine. Vérifiez les étiquettes pour vous assurer qu'elles ne contiennent pas de caféine.

2. Le chocolat noir contient de la caféine. Évitez d'en boire le soir.

3. Médicaments : La caféine peut parfois être trouvée dans les médicaments en vente libre, y compris les analgésiques et les traitements contre le rhume. Vérifiez attentivement les listes de composants.

L'élimination de ces sources cachées vous aidera à mieux dormir et à passer des nuits plus reposantes.

Jour 16 : Gérer le stress pendant la journée

La gestion du stress est essentielle pour un meilleur sommeil. Aujourd'hui, réservez du temps pour réduire le stress quotidien grâce à des actions ciblées.

1. Pratiquez la pleine conscience pendant 15 à 20 minutes, comme la méditation ou des exercices de respiration profonde. Cela peut aider à détendre votre esprit et votre corps.

2. La tenue d'un journal peut aider à libérer les émotions et à prendre du recul. Concentrez-vous sur la gratitude pour transformer votre mentalité favorablement.

3. Prenez de petites pauses relaxantes tout au long de la journée pour redémarrer et minimiser le stress.

Une gestion constante du stress pendant la journée conduit à plus de détente la nuit.

Jour 17 : Maintenez une routine d'exercice cohérente

L'activité physique régulière favorise un meilleur sommeil, bien que le temps et l'intensité soient importants. Aujourd'hui, évaluez vos habitudes d'exercice.

1. Visez 30 minutes d'exercice modéré par jour, comme la marche, le vélo ou le yoga.

2. Évitez les entraînements tardifs. Des séances d'entraînement de haute intensité près de l'heure du coucher peuvent vous stimuler, ce qui rend l'endormissement difficile. Terminez l'activité intense au moins trois heures avant le coucher.

3. Le yoga doux ou les étirements peuvent fournir une activité relaxante en soirée sans trop stimuler le corps.

Le maintien d'une routine régulière vous fournira plus

d'énergie pendant la journée et un sommeil plus profond la nuit.

Jour 18 : Prenez un bain chaud ou une douche.

Un bain chaud ou une douche avant de se coucher peut grandement améliorer votre sommeil. Cet exercice facile abaisse la température de votre corps, indiquant à votre corps qu'il est temps de dormir.

1. Prenez un bain ou une douche 1 à 2 heures avant le coucher pour abaisser naturellement la température de votre corps.

2. Ajoutez des sels d'Epsom ou de l'huile essentielle de lavande pour un bain relaxant.

3. La routine. Incorporez-le à votre rituel de détente du soir pour assurer la cohérence.

Ce processus de relaxation pourrait vous aider à vous détendre et à préparer votre corps à une bonne nuit de sommeil.

Jour 19 : Réduire les liquides du soir.

Les sorties nocturnes aux toilettes peuvent perturber votre sommeil.

Aujourd'hui, réduisez votre consommation de liquide le soir :

1. Buvez plus d'eau pendant la journée et moins après le dîner.

2. Évitez les diurétiques : Limitez la consommation de caféine et d'alcool pour éviter une miction excessive.

3. Avant le coucher, utilisez la salle de bain pour vider votre vessie.

La réduction des liquides du soir réduit les perturbations du sommeil et favorise un repos ininterrompu.

Jour 20 : Introduire l'aromathérapie.

Les parfums peuvent être très efficaces pour favoriser le calme. Aujourd'hui, expérimentez l'utilisation de l'aromathérapie pour améliorer votre environnement de sommeil :

1. Utilisez de l'huile essentielle dans un diffuseur ou appliquez un spray de lavande sur votre oreiller. La lavande est connue pour ses propriétés relaxantes.

2. Les odeurs de camomille ou de bois de santal peuvent aider à la relaxation et à la réduction du stress.

3. Intégrez l'aromathérapie à votre routine du soir pour favoriser le sommeil.

Engager votre sens de l'odorat procure une relaxation supplémentaire à votre routine nocturne.

Jour 21 : Réfléchir aux changements.

Alors que vous terminez la semaine 3, prenez le temps de réfléchir à votre voyage jusqu'à présent. Utilisez votre journal du sommeil pour évaluer :

1. Améliorations : Vous endormez-vous plus vite ? Vous sentez-vous plus reposé après le réveil ?

2. Identifiez les difficultés persistantes et réfléchissez à des remèdes.

3. Affinez vos habitudes de sommeil pour résoudre des problèmes récurrents ou

Améliorez ce qui fonctionne.

Célébrer les réalisations et apporter des changements conscients vous aide à rester motivé à l'approche de la dernière semaine de votre voyage de réinitialisation du sommeil.

SEMAINE 4 : CONSTRUIRE DES HABITUDES POUR RÉUSSIR À LONG TERME

Jour 22 : Expérimentez avec le bruit blanc.

Le bruit blanc peut aider à cacher les sons distrayants et à créer un environnement paisible pour un sommeil confortable. Aujourd'hui, considérons l'utilisation du bruit blanc :

1. Identifiez la bonne source : sélectionnez une machine à bruit blanc, une application ou un ventilateur. Expérimentez avec d'autres bruits comme la pluie légère, les vagues de l'océan et l'électricité statique de base.

2. Réglez le volume approprié : Gardez le volume modeste et cohérent. Il doit être suffisamment fort pour couvrir les bruits ambiants, mais pas écrasant.

3. Évaluez l'impact du bruit blanc sur votre sommeil après une nuit d'utilisation. Cela vous a-t-il aidé à dormir plus longtemps ou à vous endormir plus facilement ? Ajustez le son ou le gadget si nécessaire.

Cette étape facile peut se traduire par un environnement de sommeil plus cohérent et plus confortable.

Jour 23 : Pratiquez la tenue d'un journal de gratitude.

La tenue d'un journal de gratitude est un moyen efficace de réduire le stress et de favoriser la relaxation avant le coucher. Ce soir, passez quelques minutes sur cette pratique :

1. Notez-le. À l'aide d'un cahier ou d'une application informatique, notez trois choses pour lesquelles vous êtes reconnaissant aujourd'hui. Il peut s'agir d'un simple mot d'un ami, d'un magnifique coucher de soleil ou d'un accomplissement personnel.

2. Concentrez-vous sur les points positifs : Considérez les moments forts et les moments de joie de la journée, aussi petits soient-ils.

3. La cohérence est cruciale. Faites-en une habitude nocturne pour maintenir une attitude agréable et préparer vos pensées pour une bonne nuit de sommeil.

Cet exercice pourrait vous aider à vous éloigner des problèmes et à vous concentrer sur des idées heureuses, ce qui faciliterait la relaxation.

Jour 24 : Explorez les méditations guidées pour le sommeil.

Les méditations guidées sur le sommeil ont pour but de calmer un esprit pressé et de préparer le corps au sommeil profond. Ce soir, essayez cette technique :

1. Choisissez une plateforme. Utilisez des applications telles que Calm, Headspace ou YouTube pour localiser les méditations guidées sur le sommeil qui vous parlent.

2. Préparez-vous pour l'heure du coucher en tamisant les lumières, en vous mettant à l'aise et en éliminant les distractions.

3. Suivez le guide : Laissez la voix apaisante et les instructions vous guider à travers des techniques de relaxation, des exercices de respiration et des visions.

L'utilisation régulière de méditations guidées peut aider à réduire l'anxiété et à favoriser une transition paisible vers le sommeil.

Jour 25 : Ajustez votre heure de coucher si nécessaire.

Vous devriez maintenant avoir une meilleure idée de votre cycle de sommeil naturel. Aujourd'hui, ajustez votre heure de coucher :

1. Examinez votre journal. Recherchez des modèles dans vos données de sommeil. Avez-vous du mal à dormir ou vous réveillez-vous trop tôt ?

2. Mettez en œuvre des changements minimes : ajustez votre heure de coucher par intervalles de 15 minutes en fonction de vos observations. Par exemple, si vous vous réveillez épuisé, essayez de vous coucher plus tôt.

3. Maintenez la cohérence. Même avec des modifications, maintenez une heure de réveil régulière pour aider votre rythme circadien.

Ajuster votre heure de coucher peut vous aider à mieux dormir.

Jour 26 : Gardez la technologie hors de la chambre à coucher.

La technologie peut être une distraction importante, même pendant le sommeil. Aujourd'hui, prenez les mesures suivantes pour rendre votre chambre sans technologie :

1. Pour éviter la tentation, chargez les téléphones, les tablettes et les ordinateurs portables à l'extérieur de la pièce.

2. Utilisez une horloge de chambre au lieu d'une alarme de téléphone pour réduire le temps passé devant un écran.

3. Établissez une zone sans technologie : Fixez des limites pour que votre chambre reste un havre de repos.

Le retrait des appareils électroniques favorise un environnement calme et sans distraction.

Jour 27 : Réfléchir et célébrer le succès

À l'approche de la fin de votre réinitialisation du sommeil, réfléchissez à vos progrès et félicitez-vous pour vos réalisations.

1. Passez en revue votre parcours. Passez en revue votre journal de sommeil et vos notes. Déterminez quelles améliorations et techniques importantes ont fonctionné le mieux pour vous.

2. Reconnaître les problèmes et les leçons apprises.

3. Reconnaissez vos efforts avec un petit incitatif, comme un repas préféré, une nouvelle literie ou une journée de congé paisible.

Réfléchir à vos progrès renforce les améliorations bénéfiques que vous avez mises en œuvre.

Jour 28 : Planifier la durabilité

Pour préserver vos habitudes de sommeil améliorées, élaborez un plan de réussite à long terme :

1. Créez une liste de contrôle. Notez les pratiques essentielles qui vous ont aidé à mieux dormir, telles que des routines régulières, des techniques de relaxation et une chambre sans technologie.

2. Définissez des rappels. Utilisez les notifications du calendrier ou les post-it pour rester sur la bonne voie avec votre horaire de sommeil.

3. Engagez-vous à la cohérence. Reconnaissez que l'hygiène du sommeil durable est un effort continu et intégrez ces pratiques à votre routine quotidienne.

En planifiant l'avenir, vous vous assurez que votre nouvel horaire de sommeil devient un élément durable de votre bien-être.